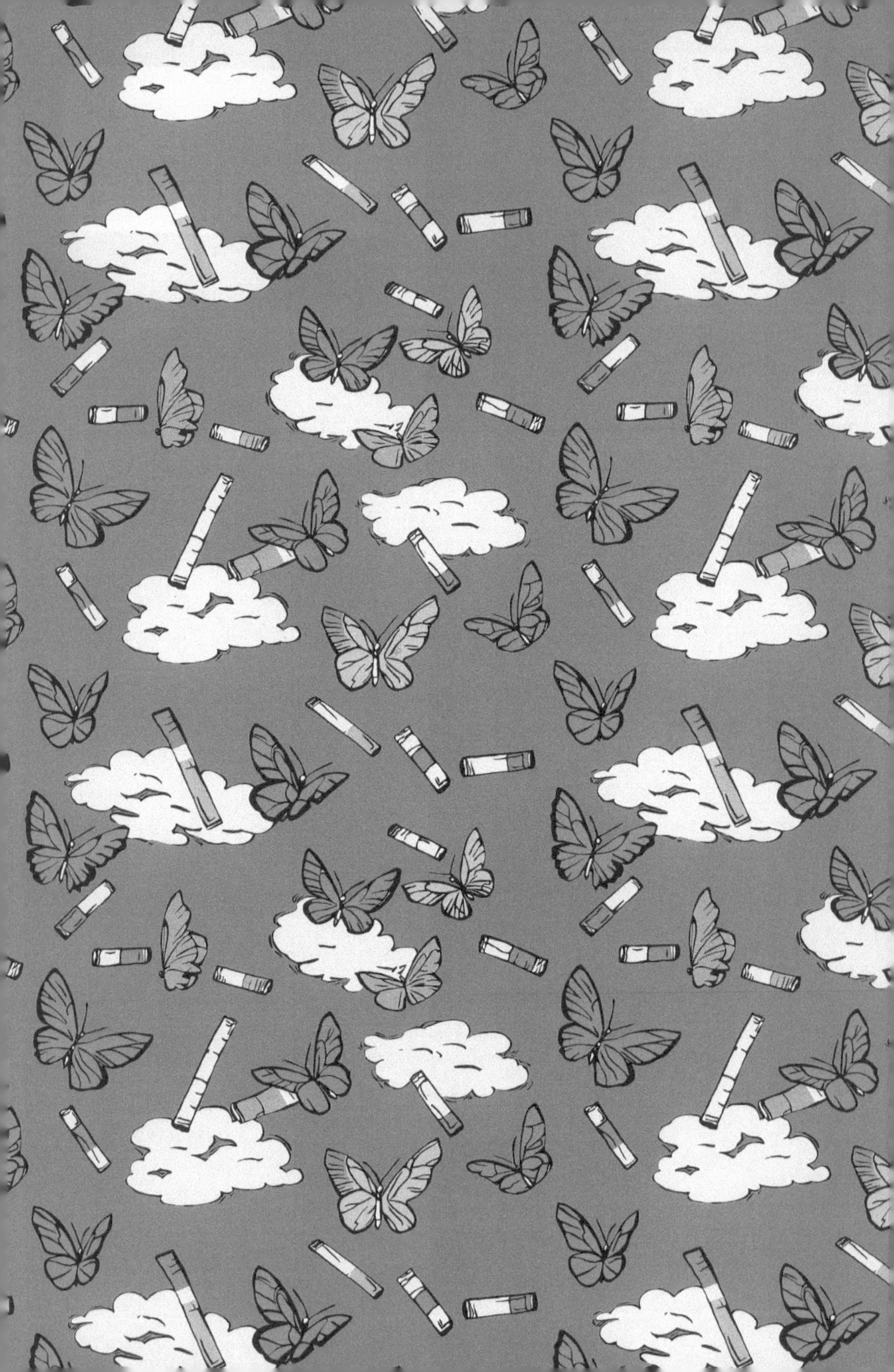

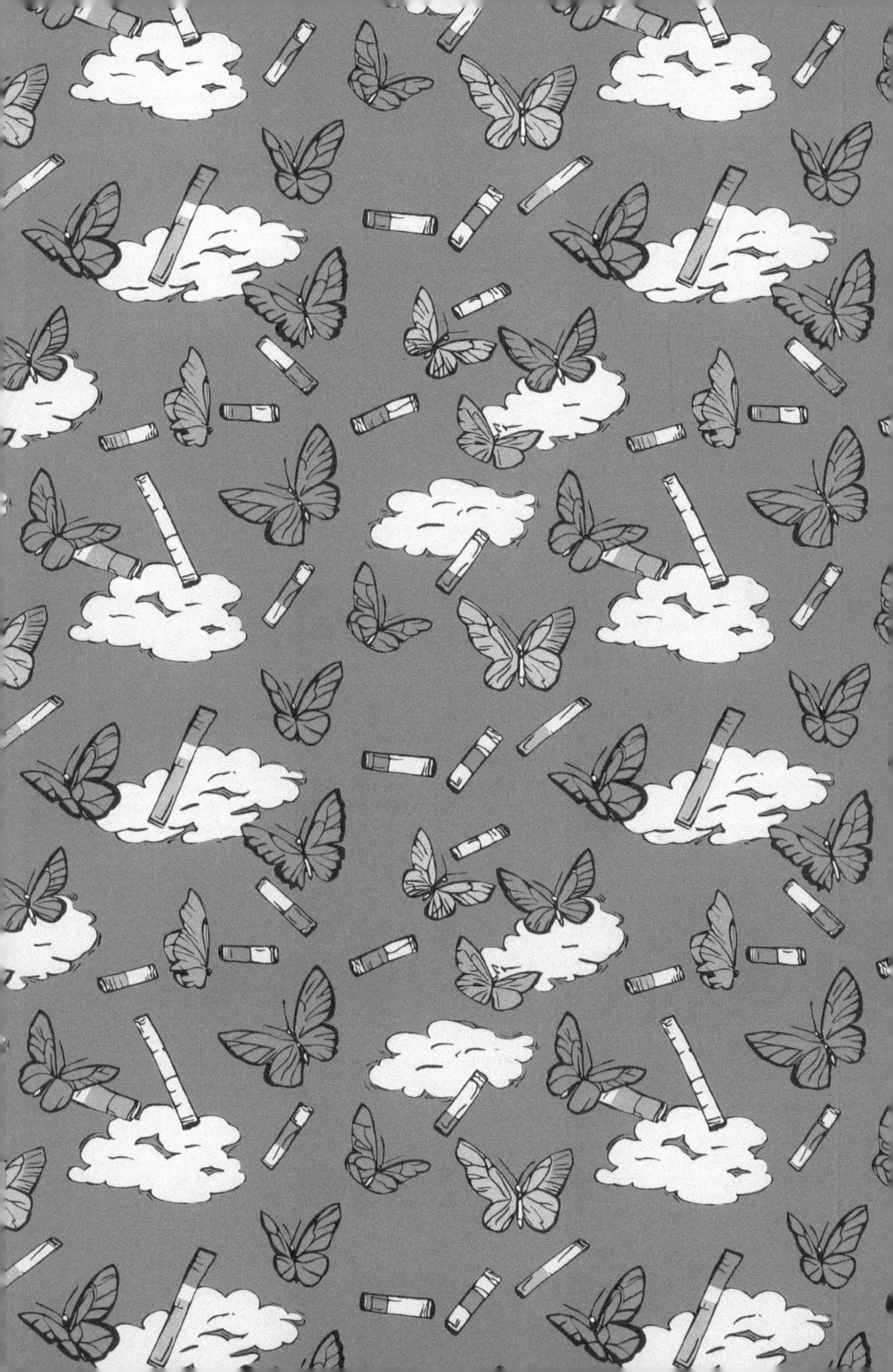

Colofon

Saage Media GmbH
c/o SpinLab – The HHL Accelerator
Spinnereistraße 7
04179 Leipzig, Germany
E-Mail: contact@SaageMedia.com
Web: www.SaageMedia.com
Commercial Register: Local Court Leipzig, HRB 42755 (Handelsregister: Amtsgericht Leipzig, HRB 42755)
Managing Director: Rico Saage (Geschäftsführer)
VAT ID Number: DE369527893 (USt-IdNr.)

Uitgever: Saage Media GmbH
Publicatie: 02.2025
Omslagontwerp: Saage Media GmbH
ISBN Paperback (nl): 978-3-384-52181-1
ISBN Ebook (nl): 978-3-384-52182-8

Juridisch / Kennisgevingen

De bronverwijzingen en citaten in dit boek zijn zorgvuldig onderzocht en in betekenis weergegeven. De interpretatie en presentatie van de geciteerde inhoud weerspiegelt de opvatting van de auteur en komt niet noodzakelijkerwijs overeen met de intentie of mening van de oorspronkelijke auteurs. Bij contextuele citaten zijn de kernuitspraken van de originele bronnen naar beste weten en geweten in de context van dit werk opgenomen, maar kunnen door de overdracht en vereenvoudiging afwijken van de oorspronkelijke formuleringen en betekenisnuances. Alle gebruikte bronnen zijn volledig vermeld in de literatuurlijst en kunnen daar in het origineel worden nagelezen. De verantwoordelijkheid voor de interpretatie en contextuele inbedding van de geciteerde inhoud ligt bij de auteur van dit boek. Voor wetenschappelijke vragen en gedetailleerde informatie wordt aanbevolen de originele bronnen te raadplegen. De auteur heeft zich ingespannen om complexe wetenschappelijke zaken begrijpelijk weer te geven. Daarbij kunnen vereenvoudigingen en generalisaties niet worden uitgesloten. Voor de technische juistheid en volledigheid van de vereenvoudigde presentaties kan geen garantie worden gegeven. De contextuele weergave van citaten en wetenschappelijke bevindingen gebeurt gewetensvol met inachtneming van het citaatrecht volgens § 51 van de Auteurswet en alle relevante auteursrechtelijke bepalingen van andere landen. Bij de vereenvoudiging, overdracht en eventuele vertaling van wetenschappelijke inhoud naar een algemeen begrijpelijke taal kunnen betekenisnuances en technische details verloren gaan. De auteur maakt geen aanspraak op de rechten van de geciteerde werken en respecteert alle auteursrechten van de oorspronkelijke auteurs. Mocht er ongeoorloofd gebruik worden vastgesteld, verzoekt de auteur om melding om passende maatregelen te kunnen nemen. Voor academische doeleinden en bij gebruik als wetenschappelijke referentie wordt uitdrukkelijk aanbevolen terug te grijpen naar de originele bronnen. De vereenvoudigde presentatie dient uitsluitend voor populairwetenschappelijke informatie.

De in dit boek opgenomen informatie over het stoppen met roken en het afkicken van tabak is zorgvuldig onderzocht en naar beste weten en geweten samengesteld. Desondanks kan er geen garantie worden gegeven voor de juistheid en volledigheid van de gepresenteerde methoden en strategieën. De voorgestelde stopmethoden en adviezen zijn bedoeld als ondersteunende maatregelen en vervangen niet de individuele begeleiding door medische professionals. Het wordt ten zeerste aanbevolen om voor het starten van een rookstopprogramma een arts of verslavingsdeskundige te raadplegen, vooral bij bestaande aandoeningen of het gebruik van medicatie. Voor, gezondheidsproblemen of vervolgschade die voortvloeien uit het toepassen van de beschreven methoden wordt geen aansprakelijkheid aanvaard. Het gebruik van de informatie en de uitvoering van de adviezen geschieden op eigen verantwoordelijkheid. Alle genoemde merknamen, productbenamingen en handelsnamen zijn eigendom van hun respectieve rechthebbenden. De vermelding van producten en merken is uitsluitend ter informatie. De wetenschappelijke bevindingen en onderzoeksresultaten zijn in overeenstemming met de stand van zaken op het moment van drukken. Nieuwe onderzoeksresultaten en ontwikkelingen op het gebied van rookstop kunnen leiden tot afwijkende aanbevelingen. De gebruikte bronnen en aanvullende literatuur zijn in de bijlage vermeld. Alle inhoud, met name de speciaal ontwikkelde strategieën en programma's voor rookstop, is auteursrechtelijk beschermd.

Bendis Saage

Stoppen met Roken: De Complete Gids voor een Rookvrij Leven

Van rookvrij huis tot rookvrije zone - Effectieve methoden en strategieën voor een gezonde levensstijl zonder tabak

105 Bronnen
41 Diagrammen
21 Afbeeldingen
7 Illustraties

Beste lezers,

wij danken u hartelijk dat u voor dit boek hebt gekozen. Met uw keuze heeft u ons niet alleen uw vertrouwen gegeven, maar ook een deel van uw kostbare tijd. Dat waarderen wij zeer.

Stoppen met roken behoort tot de belangrijkste gezondheidsbeslissingen - en vaak tot de moeilijkste. Dit vakboek biedt een wetenschappelijk onderbouwde en praktijkgeteste weg naar een rookvrij leven. Het verbindt actuele inzichten uit het verslavingsonderzoek met beproefde afkickmethoden en houdt daarbij bijzonder rekening met de verschillende behoeften van vrouwen en mannen. Lezers profiteren van een gestructureerde aanpak die zowel de biologische mechanismen van nicotineverslaving als de psychologische aspecten van tabaksontwenning behandelt. Concrete strategieën voor het omgaan met stress, gewichtsbeheersing en sociale uitdagingen maken de weg naar het niet-roken begrijpelijk en uitvoerbaar. Het boek begeleidt door alle fasen van de rookontwenning - van de voorbereiding tot het stoppen met roken en de langdurige stabilisatie van de rookvrijheid. Zet de eerste stap naar een gezonder leven - met een beproefde metgezel aan uw zijde.

Deze gids biedt u begrijpelijke en praktische informatie over een complex onderwerp. Dankzij zelf ontwikkelde digitale tools die ook gebruik maken van neurale netwerken, konden we uitgebreid onderzoek doen. De inhoud is optimaal gestructureerd en ontwikkeld tot de definitieve versie om u een goed onderbouwd en gemakkelijk toegankelijk overzicht te bieden. Het resultaat: u krijgt een uitgebreid inzicht en profiteert van duidelijke uitleg en illustratieve voorbeelden. Ook het visuele ontwerp is geoptimaliseerd door deze geavanceerde methode zodat u de informatie snel kunt begrijpen en gebruiken.

Wij streven naar de hoogste nauwkeurigheid, maar zijn dankbaar voor elke aanwijzing van mogelijke fouten. Bezoek onze website om de laatste correcties en aanvullingen op dit boek te vinden. Deze zullen ook in toekomstige edities worden verwerkt.

We hopen dat u geniet van het lezen en nieuwe dingen ontdekt! Als u suggesties, kritiek of vragen heeft, kijken we uit naar uw feedback. Alleen door actieve uitwisseling met u, de lezers, kunnen toekomstige edities en werken nog beter worden. Blijf nieuwsgierig!

Bendis Saage

Saage Media GmbH - Team

- www.SaageBooks.com/nl
- support@saagemedia.com
- Spinnereistraße 7 - c/o SpinLab – The HHL Accelerator, 04179 Leipzig, Germany

Snelle toegang tot kennis

Om een optimale leeservaring te garanderen, willen we u vertrouwd maken met de belangrijkste kenmerken van dit boek:

- **Modulaire Structuur:** Elk hoofdstuk staat op zichzelf en kan onafhankelijk van de andere worden gelezen.
- **Grondig Onderzoek:** Alle hoofdstukken zijn gebaseerd op grondig onderzoek en worden ondersteund door wetenschappelijke referenties. De gegevens in de diagrammen dienen voor een betere visualisatie en zijn gebaseerd op aannames, niet op de gegevens uit de bronnen. Een uitgebreide lijst van bronnen en beeldcredits is te vinden in de bijlage.
- **Duidelijke Terminologie:** Onderstreepte technische termen worden uitgelegd in de verklarende woordenlijst.
- **Hoofdstuksamenvattingen:** Aan het einde van elk hoofdstuk vindt u beknopte samenvattingen die u een overzicht geven van de belangrijkste punten.
- **Concrete Aanbevelingen:** Elk subhoofdstuk wordt afgesloten met een lijst met specifieke adviezen om u te helpen het geleerde in de praktijk te brengen.

Extra bonusmateriaal op onze website

Op onze website zijn wij van plan de volgende exclusieve materialen ter beschikking te stellen:

- Bonusinhoud en extra hoofdstukken
- Een compact totaaloverzicht
- Een hoorspelversie. (In planning)

De website is momenteel nog in aanbouw.

www.SaageBooks.com/nl/stoppen_met_roken-bonus-EIIMBD

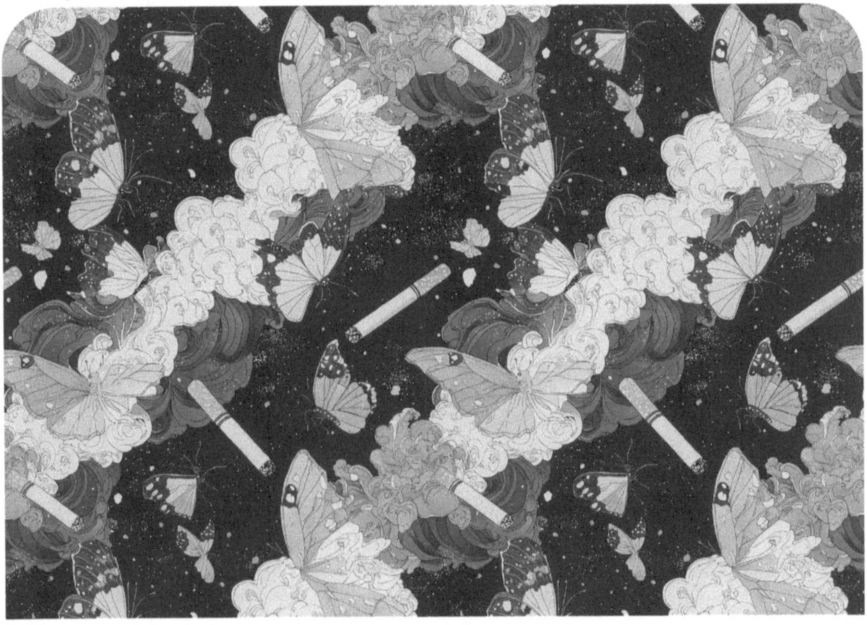

Inhoudsopgave

- 2. Methoden om te stoppen met roken
  - 2. 1 Medicamenteuze behandeling
    - Nicotinevervangingstherapie
    - Receptplichtige medicijnen
    - Plantaardige alternatieven
  - 2. 2 Therapeutische benaderingen
    - Gedragstherapeutische maatregelen
    - Neurotherapeutische methoden
    - Hypnotherapie
  - 2. 3 Natuurgeneeskundige methoden
    - Acupunctuur om te stoppen met roken
    - Ontspannungstechnieken

- 3. Rookvrij in het dagelijks leven
  - 3. 1 Omgaan met
    - Stressmanagement zonder sigaretten
    - Vervangende handelingen ontwikkelen
    - Risicosituaties beheersen
  - 3. 2 Sociale omgeving
    - Steun van familie
    - Rookvrije zones creëren
    - Groepsdynamiek gebruiken
  - 3. 3 Levensstijlaanpassing
    - Verandering van dieet
    - Bewegingsroutines ontwikkelen

1. Basisprincipes van stoppen met roken

Waarom hebben zoveel mensen moeite om te stoppen met roken, zelfs als ze het zich vast hebben voorgenomen? De weg naar rookvrijheid gaat via het begrijpen van de lichamelijke en mentale processen die een rol spelen bij tabaksverslaving. Succesvolle ontwenning is gebaseerd op wetenschappelijk onderbouwde methoden die zowel de biologische als de gedragsmatige aspecten in overweging nemen. De positieve effecten op gezondheid en levenskwaliteit zijn vanaf het begin voelbaar. In dit hoofdstuk leert u welke mechanismen uw verslaving aansteken en hoe u deze in uw voordeel kunt gebruiken.

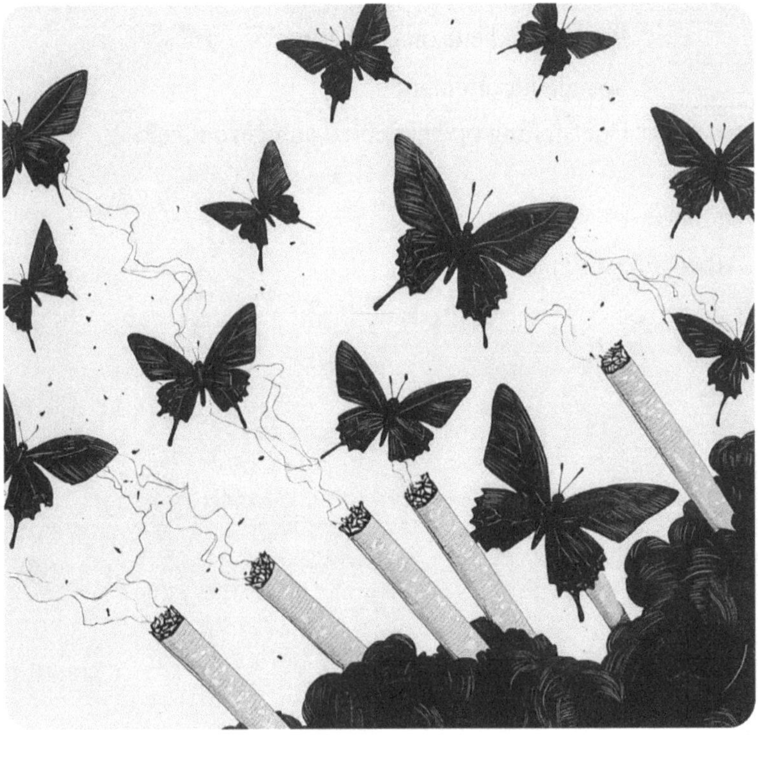

1. 1 Biologische mechanismen

Nikotineverslaving ontstaat door complexe interacties tussen nicotine en het zenuwstelsel. De binding van nicotine aan receptoren in de hersenen beïnvloedt de afgifte van neurotransmitters zoals dopamine, wat leidt tot aangename gevoelens en de wens naar herhaald gebruik. Tegelijkertijd treden neuro-adaptieve veranderingen op die ontwenningsverschijnselen bij het stoppen met roken veroorzaken. Deze veranderingen hebben onder andere invloed op het aantal en de gevoeligheid van de receptoren, evenals op de stofwisseling en de regulatie van de eetlust. Genetische factoren spelen ook een rol bij de werking van nicotine en het individuele risico op verslaving. Begrijp de biologische basis van nicotineverslaving en baan uzelf een weg naar een rookvrije toekomst.

De verslaving aan nicotine is een complex biologisch fenomeen dat ontstaat door de interactie van nicotine met het zenuwstelsel, in het bijzonder het dopamine-beloning systeem, en wordt gemoduleerd door genetische factoren. Het is geen karakterzwakte.

Fysieke afhankelijkheid begrijpen

Fysieke afhankelijkheid van tabak ontstaat door complexe biologische mechanismen die in wezen gebaseerd zijn op de interactie van nicotine met het zenuwstelsel. Nicotine bindt zich aan nicotinerge acetylcholinereceptoren (nAChRs), met name de $\alpha 4\beta 2^{*}$ subeenheid, die wijdverspreid in de hersenen is [s1]. Deze binding veroorzaakt de afgifte van verschillende neurotransmitters, vooral dopamine. Dopamine activeert het beloningssysteem in de hersenen, wat leidt tot de aangename gevoelens die rokers ervaren en die hen motiveren tot herhaaldelijk gebruik [s2]. Chronisch nicotinegebruik leidt tot neuroadaptieve veranderingen. Het aantal nAChRs neemt toe om de constante toevoer van nicotine te compenseren [s3]. Tegelijkertijd vindt er echter ook desensibilisering van de receptoren plaats, waardoor de reactie op nicotine verzwakt en rokers meer tabak nodig hebben om hetzelfde effect te bereiken [s4]. Deze desensibilisering, in combinatie met het verhoogde aantal receptoren, creëert een toestand waarin de hersenen gewend zijn aan een constante toevoer van nicotine. Wanneer de nicotine-inname wordt onderbroken, treden ontwenningsverschijnselen op. Deze ontstaan onder andere door een overactivatie van het CRF-CRF1-receptorsysteem, dat verband houdt met stressreacties [s2]. De ontwenningsverschijnselen – zoals prikkelbaarheid, angst, verhoogde eetlust of depressieve stemmingen – versterken de drang naar nicotine en verhogen het risico op terugval [s4]. Het begrijpen van deze mechanismen kan rokers helpen de fysieke afhankelijkheid te zien als een biologisch fenomeen en niet als een persoonlijke mislukking. Het besef dat genetische

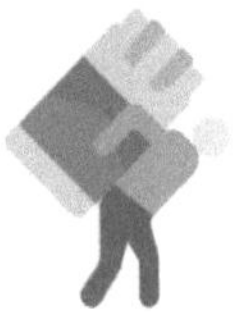

factoren de gevoeligheid voor nicotine en de metaboliseringssnelheid beïnvloeden, kan de motivatie om te stoppen verder bevorderen [s1]. Genetische variaties in het CYP2A6-gen, dat de nicotine-metabolisme reguleert, kunnen het risico op afhankelijkheid beïnvloeden [s4]. Fysieke afhankelijkheid vertoont neurobiologische overeenkomsten met andere verslavingen, zoals de afhankelijkheid van calorierijke voedingsmiddelen [s5]. In beide gevallen speelt het dopaminerge beloningssysteem een centrale rol en de beschikbaarheid van D2-receptoren correleert met de ernst van de afhankelijkheid. Ook hier kan chronisch gebruik leiden tot een afname van D2-receptoren en een cyclus van overconsumptie en ontwenningsverschijnselen in gang zetten [s5]. Deze parallellen benadrukken de complexiteit van verslaving en het belang van een uitgebreide benadering die zowel biologische als gedragsfactoren in overweging neemt [s6]. De rol van het microbioom in de beloningsregulatie en de ontwikkeling van afhankelijkheid is een veelbelovend onderzoeksgebied dat in de toekomst nieuwe therapieën zou kunnen mogelijk maken [s5].

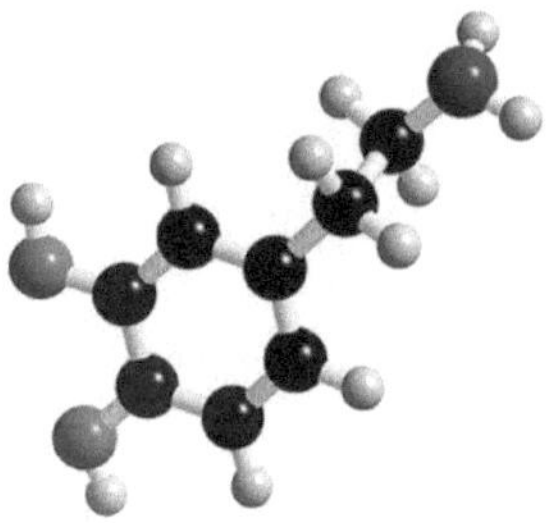

Dopamine [i1]

Goed om te weten

Desensibilisering

Desensibilisering beschrijft de verminderde gevoeligheid van receptoren in de hersenen voor nicotine. Dit leidt ertoe dat rokers na verloop van tijd steeds meer nicotine nodig hebben om hetzelfde effect te bereiken.

Microbioom

Het microbioom, de verzameling van micro-organismen in de darmen, kan de beloningsregulatie en de ontwikkeling van afhankelijkheid beïnvloeden. Onderzoek onderzoekt hoe het microbioom de reactie op nicotine en ontwenningsverschijnselen moduleert.

Neuroadaptieve veranderingen

Neuroadaptieve veranderingen zijn aanpassingen in de hersenen die optreden als reactie op chronisch nicotinegebruik. Deze veranderingen kunnen het aantal en de gevoeligheid van receptoren beïnvloeden en leiden tot de ontwikkeling van tolerantie en afhankelijkheid.

Neurotransmitters

Neurotransmitters zijn chemische boodschappers in de hersenen die signalen tussen zenuwcellen overbrengen. Nicotine beïnvloedt de afgifte van verschillende neurotransmitters, waaronder dopamine, wat bijdraagt aan de verslavende effecten van roken.

Nicotineverslaving en ontwenningsverschijnselen

Correlatie tussen nicotine-inname en de ernst van ontwenningsverschijnselen.

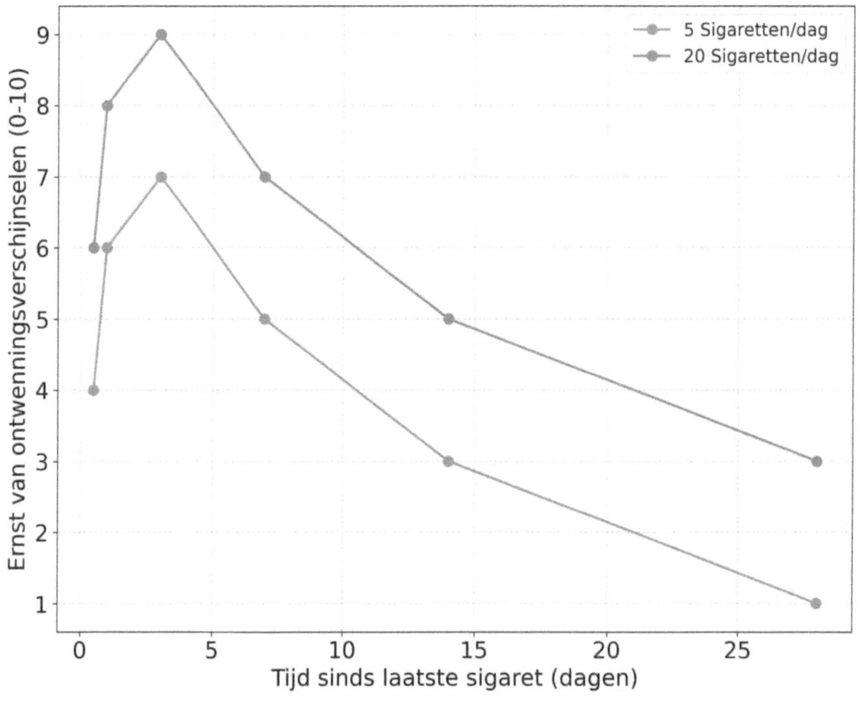

Deze grafiek illustreert het typische patroon van nicotineontwenning. De ernst van de symptomen piekt binnen de eerste paar dagen na het stoppen, waarna deze geleidelijk afneemt over een periode van enkele weken. Hoe hoger de nicotine-inname (weergegeven door sigaretten per dag), hoe intenser de ontwenningsverschijnselen waarschijnlijk zullen zijn. Dit benadrukt het belang van begeleiding op maat tijdens stoppogingen, vooral voor zware rokers.

Effect van nicotine op de hersenen

Nicotine beïnvloedt de hersenfunctie op verschillende manieren. Naast de eerder genoemde binding aan nikotinische acetylcholinreceptoren en de daarmee samenhangende afgifte van dopamine, grijpt nicotine ook direct in op de stofwisseling van andere neurotransmitter. Het remt de activiteit van monoaminoxidase, een enzym dat verantwoordelijk is voor de afbraak van neurotransmitters zoals noradrenaline, serotonine en dopamine [s7]. Deze remming leidt tot een toename van de concentratie van deze boodschappers in de synaptische spleet, wat de signaaloverdracht versterkt en de stemming, motivatie en aandacht beïnvloedt. De stimulerende werking van nicotine, die veel rokers rapporteren, kan gedeeltelijk aan dit mechanisme worden toegeschreven. Een ander aspect van de nicotinewerking betreft de α5-bevattende nikotinische acetylcholinreceptoren. Terwijl de α4β2-nAChRs de belonende effecten van nicotine overbrengen, lijken de α5-bevattende receptoren deze te beperken door mogelijk de aversieve effecten van hoge nicotine-doses te bemiddelen [s8]. Deze complexe interactie tussen verschillende receptortypes draagt bij aan de regulatie van de nicotinewerking en verklaart waarom sommige mensen gevoeliger op nicotine reageren dan anderen. De rol van glutamaat, een andere belangrijke neurotransmitter, is ook van belang. Nicotine verhoogt de afgifte van glutamaat, wat op zijn beurt de dopaminerge neuronen stimuleert en bijdraagt aan het beloningseffect [s8]. Tijdens de onthouding daalt de glutamaatoverdracht, wat leidt tot een hypoglutamatergisch toestand en onthoudingssymptomen zoals depressieve stemmingen of concentratieproblemen kan verergeren [s8]. Het begrijpen van deze gelaagde neuronale processen kan rokers helpen de neurobiologische basis van hun verslaving beter te begrijpen en de motivatie voor een afkickprogramma te versterken. Bijvoorbeeld, de realisatie dat nicotine niet alleen het beloningssysteem activeert, maar ook ingrijpt in de stofwisseling van andere neurotransmitters en de glutamaathomeostase verstoort, kan de noodzaak van volledige nicotine-abstinentie verduidelijken.

Invloed van Nicotine op de Hersenen

Activeringsintensiteit van hersengebieden door de invloed van nicotine in relatie tot beloning, stemming en cognitie.

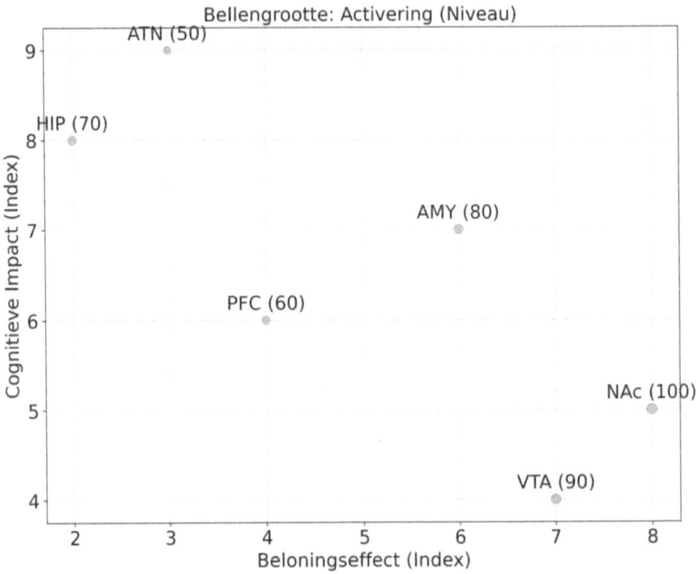

Blasengröße: Activering (Niveau)

AMY: Amygdala (Stemming)

HIP: Hippocampus (Geheugen)

PFC: Prefrontale Cortex (Besluitvorming)

ATN: Aandachtsnetwerken (Focus)

NAc: Nucleus Accumbens (Beloning)

VTA: Ventrale Tegmentale Gebied (Dopamine)

Het bellendiagram visualiseert de impact van nicotine op verschillende hersengebieden. Grotere bellen duiden op een sterkere invloed van nicotine op dat specifieke gebied. De beloningsroute, waarbij de nucleus accumbens betrokken is, vertoont een prominente activering, wat de verslavende aard van nicotine verklaart. Stemmingsregulerende gebieden, zoals de amygdala en prefrontale cortex, worden ook aanzienlijk beïnvloed, wat de impact van nicotine op emotionele toestanden illustreert. Cognitieve gebieden zoals de hippocampus en aandachtsnetwerken vertonen ook activering, wat de invloed van nicotine op geheugen en concentratie weerspiegelt.

Stofwisselingprocessen bij roken

Roken beïnvloedt de stofwisseling op verschillende manieren. Nicotine, de werkzame stof in tabak, verandert niet alleen de neurale activiteit in de hersenen, maar grijpt ook direct in op de energiestofwisseling van het lichaam. Nicotine verhoogt het energieverbruik over 24 uur met ongeveer 10%, wat bij een constante calorie-inname kan leiden tot gewichtsverlies [s9]. Dit effect verklaart gedeeltelijk waarom sommige mensen na het stoppen met roken een gewichtstoename waarnemen. Wie met roken stopt en tegelijkertijd zijn gewicht wil beheersen, moet zijn voeding aanpassen en het calorieverbruik door beweging verhogen. Zo kan een te sterke stijging van het lichaamsgewicht na de tabaksontwenning worden tegengegaan. Naast het verhoogde energieverbruik beïnvloedt nicotine ook de regulering van de eetlust. Het moduleert de afgifte van verschillende hormonen zoals noradrenaline, dopamine en serotonine, die in de hersenen onder andere betrokken zijn bij de regulering van de eetlust [s9]. Door de beïnvloeding van deze hormonen kan nicotine de eetlust onderdrukken, wat ook kan bijdragen aan gewichtsverlies. De interacties tussen nicotine en het dopaminerge systeem in de hersenen spelen een cruciale rol bij de ontwikkeling van nicotineverslaving [s10]. Nicotine bindt zich aan nicotine acetylcholinereceptoren, wat de afgifte van dopamine verhoogt. Deze dopamineboost activeert het beloningssysteem in de hersenen en versterkt het rookgedrag. Tegelijkertijd leidt herhaald nicotinegebruik tot een tolerantieontwikkeling, die wordt veroorzaakt door een desensibilisierung van de receptoren en een verandering in hun aantal in de hersenen [s10]. De tolerantieontwikkeling betekent dat rokers in de loop van de tijd steeds hogere hoeveelheden nicotine nodig hebben om hetzelfde effect te bereiken. De genetische aanleg beïnvloedt ook de werking van nicotine en het risico op verslaving. Varianten van het CYP2A6-gen bepalen de snelheid van de nicotineafbraak in het lichaam [s11]. Langzame metaboliseerders

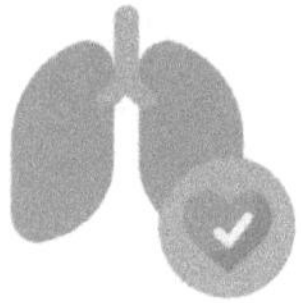

breken nicotine langzamer af, wat leidt tot een langere werkingsduur en mogelijk een lager rookbehoefte. In tegenstelling tot dat kunnen snelle metaboliseerders een hogere rookbehoefte ontwikkelen, omdat het nicotinegehalte in het bloed sneller daalt.

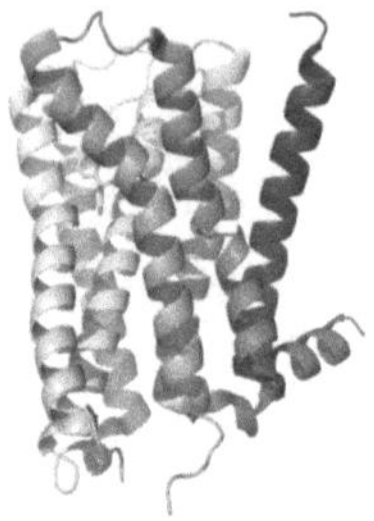

acetylcholinereceptor [i2]

Goed om te weten

Acetylcholinereceptoren

Receptoren in de hersenen waaraan nicotine bindt en die de afgifte van dopamine uitlokken.

Metaboliseerders

De snelheid waarmee het lichaam een stof zoals nicotine afbreekt. Er zijn 'snelle' en 'langzame' metaboliseerders.

Neurale Activiteit

De communicatie tussen zenuwcellen in de hersenen wordt door nicotine beïnvloed. Dit kan leiden tot veranderingen in stemming, concentratie en gedrag.

Stofwisseling

De chemische processen in het lichaam die energie genereren en de lichaamsfuncties in stand houden, worden sterk beïnvloed door roken. Na het stoppen met roken normaliseert de stofwisseling langzaam weer.

Tolerantieontwikkeling

De noodzaak om steeds hogere hoeveelheden nicotine te consumeren om hetzelfde effect te bereiken.

Effecten van roken op de stofwisseling

Invloed van roken op belangrijke stofwisselingsprocessen.

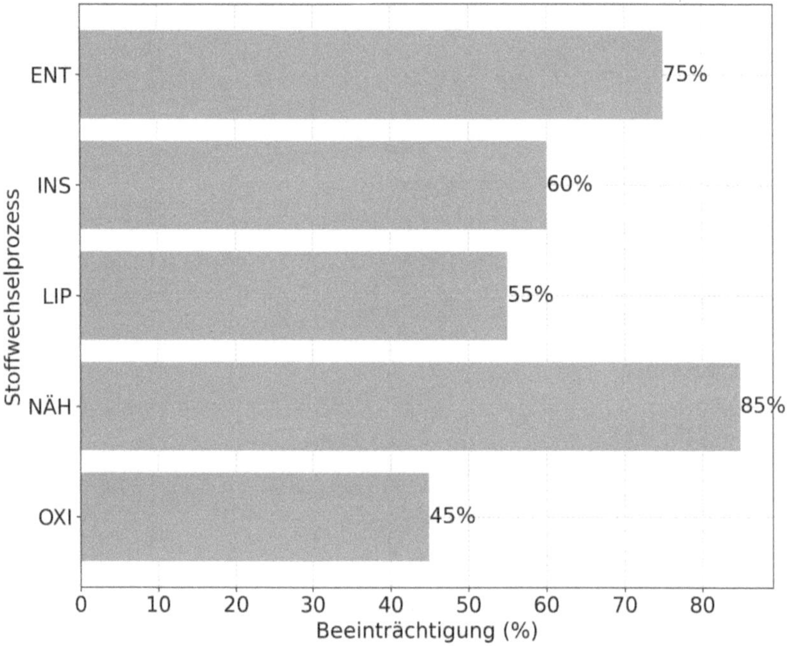

ENT: Ontgifting

INS: Insulineresistentie

LIP: Lipidenstofwisseling

NÄH: Nährstofopname

OXI: Oxidatieve stress

Het horizontale staafdiagram visualiseert de verslechtering van verschillende stofwisselingsprocessen door roken. Een hogere waarde geeft een sterkere negatieve beïnvloeding aan. Vooral de insulineresistentie en de oxidatieve stress worden sterk beïnvloed, wat de gezondheidsrisico's van roken illustreert. De verminderde opname van voedingsstoffen benadrukt het belang van een evenwichtige voeding tijdens het stoppen met roken.

Concrete adviezen

- Stuur uw dopamineafgifte aan door nieuwe, gezonde beloningen zoals sport, muziek of creatieve activiteiten.
- Richt uw aandacht op de neuronale veranderingen: visualiseer hoe uw receptoren regenereren en de balans in de hersenen hersteld wordt.
- Eet eiwitrijke voedingsmiddelen om de productie van neurotransmitters zoals dopamine en serotonine te ondersteunen.
- Drink voldoende water om de afvoer van metabolische producten van nicotine te versnellen en uw systeem te reinigen.
- Adem bewust diep in en uit om de zuurstoftoevoer naar de hersenen te verbeteren en ontwenningsverschijnselen zoals onrust tegen te gaan.
- Masseer regelmatig uw slapen en nek om de doorbloeding van de hersenen te bevorderen en spanningen te verlichten.
- Breng tijd door in de natuur om uw stresshormonen te verlagen en de regeneratie van uw zenuwstelsel te ondersteunen.
- Experimenteer met op mindfulness gebaseerde oefeningen om uw waarneming te scherpen en de behoefte aan sigaretten vroegtijdig te herkennen.
- Zoek een ontspanningstechniek die u helpt om met de lichamelijke ontwenningsverschijnselen om te gaan, zoals progressieve spierontspanning.
- Focus op de positieve veranderingen in uw lichaam: voel hoe uw smaak- en reukzin verbeteren.
- Reflecteer regelmatig op uw vooruitgang en beloon uzelf voor elke behaalde mijlpaal om uw motivatie te versterken.
- Omring uzelf met positieve mensen die u in uw streven ondersteunen en u in moeilijke momenten kracht geven.
- Bouw vaste routines in uw dagelijks leven in om uw neuronale paden opnieuw te programmeren en het rookgedrag af te leren.

1. 2 Psychologische aspecten

Dit hoofdstuk belicht de psychologische aspecten van het stoppen met roken en toont aan hoe gewoontemodellen, emotionele bindingen en gedragsautomatiseringen de rookvrijheid bemoeilijken. U leert de verbanden tussen uw gevoelens, gedachten en uw rookgedrag te begrijpen. Het identificeren van individuele triggers en het bewust veranderen daarvan zijn cruciaal voor het succes. Bereid u voor om uw persoonlijke rookpatronen te ontcijferen en de controle over uw gedrag terug te winnen.

Het begrijpen van de psychische en emotionele verbindingen met roken is de sleutel tot succesvolle en blijvende tabaksontwenning.

Gewoontepatronen herkennen

Gewoontepatronen herkennen is de eerste stap naar een succesvolle rookstop. Roken is zelden een geïsoleerde handeling, maar ingebed in dagelijkse routines. Deze patronen zijn vaak gekoppeld aan bepaalde prikkels en situaties die de rookverlangen uitlokken. Sociale situaties kunnen onder andere zo'n uitlokkende factor zijn [s12]. Veel rokers geven aan dat ze in gezelschap eerder roken en zich daarbij beter in de groep geïntegreerd voelen. Ook sensorische prikkels zoals de geur van koffie of het gevoel van een aansteker in de hand kunnen de verlangens versterken [s13]. De hersenen leren deze prikkels te associëren met de beloning door nicotine, wat leidt tot geautomatiseerde gedragingen. Het besef dat roken vaak wordt onderhouden door positieve en negatieve versterkingen is cruciaal [s14]. Terwijl de positieve effecten van nicotine onmiddellijk voelbaar zijn, worden de negatieve gezondheidsgevolgen vaak als onzeker en op lange termijn ervaren. Het identificeren van deze individuele uitlokkende factoren is daarom essentieel om strategieën voor gedragsverandering te ontwikkelen [s15]. Een methode om je eigen rookpatronen te herkennen is zelfobservatie. Houd gedurende een bepaalde periode een rookdagboek bij, waarin je elke keer noteert wanneer, waar en waarom je gerookt hebt. Let daarbij niet alleen op externe omstandigheden, maar ook op je interne toestanden: Welke gevoelens en gedachten gingen aan de rookverlangen vooraf? Was je gestrest, verveeld of in gezelschap? Door deze dagboekanalyse kun je je persoonlijke risicosituaties identificeren en de functie van roken in je leven beter begrijpen [s16]. Deze analyse stelt je in staat om gericht alternatieve gedragingen te ontwikkelen en in de betreffende situaties uit te proberen. Als je bijvoorbeeld merkt dat je altijd een sigaret rookt na het eten, kun je proberen deze drang te vervangen door een wandeling of een ander ritueel. Door bewust de gewoonten te waarnemen en te veranderen, onderbreek je de geautomatiseerde reacties en krijg je

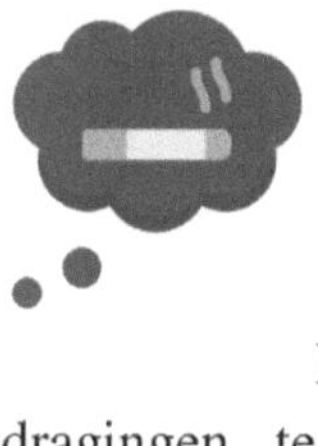

controle over je rookgedrag. Daarnaast kan zelfmonitoring van symptomen die gepaard gaan met het stoppen met roken helpen om de relatie tussen lichamelijke en psychische gewaarwordingen beter te begrijpen [s16]. Het is belangrijk te beseffen dat chronisch roken neuroadaptieve veranderingen in de hersenen veroorzaakt, die kunnen leiden tot ontwenningsverschijnselen zoals angst of depressie [s17]. Het begrijpen van deze verbanden kan helpen om misverstanden over de oorzaken van deze symptomen op te helderen en de motivatie voor gedragsverandering te versterken.

Goed om te weten

Alternatieve gedragingen

In de context van rookstop zijn alternatieve gedragingen nieuwe gewoonten of activiteiten die in plaats van roken worden ingezet om met de verlangens of uitlokkende factoren om te gaan. Voorbeelden hiervan zijn kauwgom kauwen, sporten of ontspanningstechnieken.

Neuroadaptief

Verwijst naar het vermogen van de hersenen om zich als reactie op ervaringen, inclusief druggebruik, structureel en functioneel te veranderen. Deze aanpassingen kunnen leiden tot verslaving en ontwenningsverschijnselen wanneer de stof niet meer beschikbaar is.

Zelfobservatie

In de context van rookstop is zelfobservatie een belangrijke stap om je eigen rookgewoonten, uitlokkende factoren en emotionele toestanden te herkennen die met roken verband houden. Dit kan worden bereikt door het bijhouden van een rookdagboek of door mindfulness-oefeningen.

Veelvoorkomende Rooktriggers

Verdeling van veelvoorkomende rooktriggers.

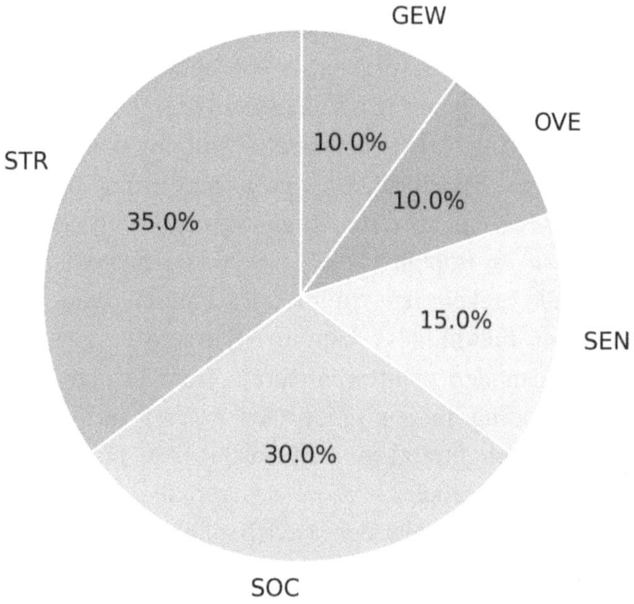

GEW: Gewoonte Signalen (bijv. na de maaltijd)

OVE: Overig/Combinatie

SEN: Sensorische Signalen (bijv. geur, smaak)

SOC: Sociale Situaties

STR: Stress en Negatieve Emoties

Deze grafiek benadrukt de significante invloed van emotionele en sociale factoren op rookgedrag. Stress en negatieve emoties vertegenwoordigen een aanzienlijk deel van de triggers, wat aangeeft dat er behoefte is aan copingmechanismen en stressmanagementtechnieken in programma's voor stoppen met roken. Sociale situaties spelen ook een belangrijke rol, wat het belang benadrukt van sociale ondersteuning en strategieën om rookvrij door deze situaties te navigeren. Hoewel sensorische en gebruikelijke signalen aanwezig zijn, lijkt het aanpakken van de emotionele en sociale aspecten cruciaal voor succesvol stoppen.

Emotionele bindingen doorbreken

Roken is vaak diep geïntegreerd in onze emotionele huishouding en dient als vermeende copingstrategie voor stress, verveling of sociale interacties. Deze emotionele bindingen door te breken, is een belangrijke stap om op lange termijn rookvrij te blijven. Mindfulness en zelfregulatie bieden hier een effectieve benadering [s18]. In plaats van emoties en gedachten te beoordelen of te onderdrukken, gaat het erom deze neutraal te observeren. Bewuste waarneming van de rookdrang, zonder onmiddellijk aan de impuls toe te geven, kan helpen de automatische reactie te onderbreken en ruimte te creëren voor een bewuste beslissing. Door mindfulness kan men leren de eigen emotionele en lichamelijke toestanden gedifferentieerder waar te nemen (interoceptie) en zo de verbinding tussen emotie en sigaret te verzwakken [s18]. Zelfcompassie speelt hierbij een cruciale rol. In plaats van zichzelf te veroordelen voor de rookdrang of een terugval, bevordert een begripvolle en accepterende houding de motivatie om verder te werken aan het doel van rookvrij zijn [s18]. Mannen aarzelen vaak om ondersteuning te zoeken bij verslavingsproblemen, wat onder andere te wijten is aan maatschappelijke stigmatisering en schaamtegevoelens [s19]. Het besef dat deze gevoelens wijdverspreid zijn, kan helpen de drempel te overwinnen en professionele hulp of de uitwisseling met zelfhulpgroepen in te schakelen [s19]. Het overwinnen van schaamte stelt mensen in staat om te profiteren van de ervaringen van anderen en de eigen emotionele veerkracht te versterken.

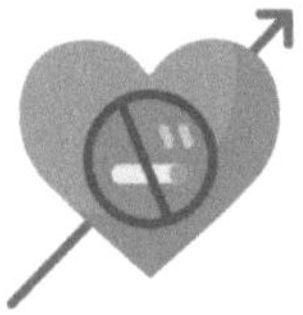

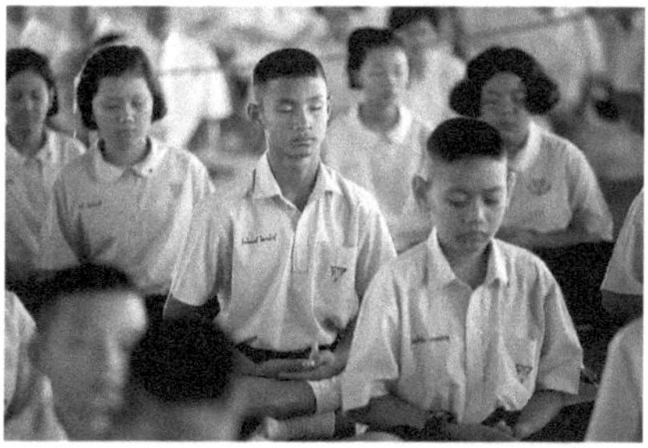

Mindfulness [i3]

Goed om te weten

Stigmatisering

Stigmatisering in verband met verslaving beschrijft negatieve vooroordelen en discriminatie tegenover mensen met verslavingsproblemen. Deze stigmatisering kan de bereidheid om hulp te zoeken aanzienlijk verminderen.

Zelfcompassie

Zelfcompassie betekent jezelf met vriendelijkheid en begrip te benaderen, vooral bij tegenslagen. Het helpt schaamte en zelfverwijten te verminderen en de motivatie voor rookontwenning vol te houden.

Zelfregulatie

Zelfregulatie ondersteunt de bewuste controle over gedachten, emoties en gedragingen in verband met roken. Het helpt impulsieve reacties te onderdrukken en nieuwe, gezonde gewoonten te vestigen.

Emotionele Triggers bij Stoppen met Roken

Vergelijking van de sterkte van emotionele triggers

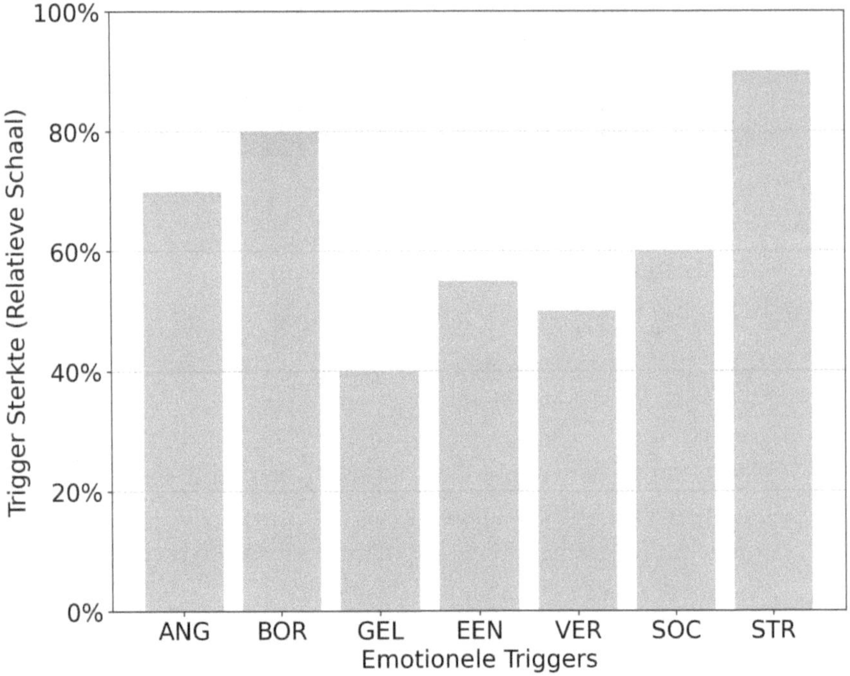

ANG: Boosheid

BOR: Verveling

EEN: Eenzaamheid

GEL: Geluk

SOC: Sociale Druk

STR: Stress

VER: Verdriet

Deze grafiek illustreert de relatieve sterkte van verschillende emotionele triggers die geassocieerd worden met terugval in rookgedrag. Stress en verveling lijken de meest krachtige triggers te zijn, wat suggereert dat interventies gericht op stressmanagement en het vinden van alternatieve copingmechanismen voor verveling bijzonder nuttig zouden kunnen zijn. Hoewel sociale druk en verdriet ook significant zijn, lijkt hun invloed minder uitgesproken. Het aanpakken van deze triggers met specifieke copingstrategieën zou de kans op succesvol stoppen met roken aanzienlijk kunnen verbeteren.

Gedragsautomatismen doorbreken

Gedragsautomatismen, oftewel onbewuste, gewoontes handelingen, zijn vaak struikelblokken op de weg naar rookvrijheid. Ze ontstaan door de herhaalde koppeling van bepaalde situaties, gevoelens of omgevingsprikkels met de sigaret. [s20] De hersenen koppelen deze triggers aan de vermeende beloning door nicotine, waardoor de greep naar de sigaret bijna reflexmatig gebeurt. Om deze automatismen te doorbreken, is het nuttig om ze eerst bewust te maken. Een gedetailleerd rookdagboek, dat naast de rookmomenten ook de bijbehorende omstandigheden, gevoelens en gedachten vastlegt, kan waardevolle inzichten bieden. Wanneer de persoonlijke triggers worden herkend, kunnen gerichte tegenstrategieën worden ontwikkeld. In plaats van bijvoorbeeld automatisch naar de sigaret te grijpen na het eten, kan een korte wandeling of een bewust ontspanningsritueel worden ingesteld. [s20] Het is belangrijk om alternatieve gedragingen te vinden die hetzelfde doel dienen – of het nu gaat om stressvermindering, genot of sociale interactie. Zo kan men geleidelijk de koppeling tussen trigger en roken ontmantelen en nieuwe, gezonde gewoonten ontwikkelen. De bewuste onderbreking van de gebruikelijke gang van zaken is de eerste stap om de controle over het eigen gedrag terug te winnen. Daarnaast

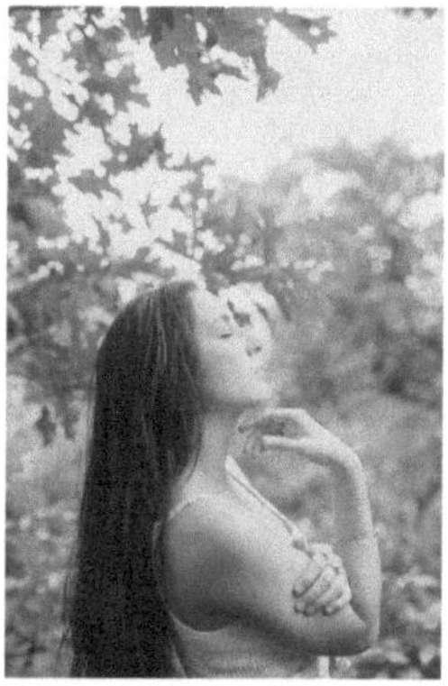

Ontspanning [i4]

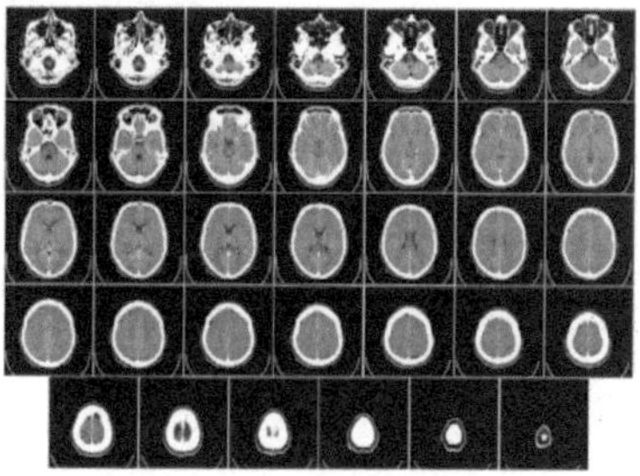

hersenen [i5]

kunnen technieken van mindfulness helpen om de drang om te roken bewuster waar te nemen, zonder er onmiddellijk aan toe te geven. Hierdoor ontstaat er ruimte voor een bewuste beslissing en de mogelijkheid om alternatieve handelwijzen te kiezen. De combinatie van cognitieve strategieën, zoals de bewuste reflectie op de rooktriggers en gedragsgerichte benaderingen, zoals het instellen van vervangende handelingen, vergroot de kans om op lange termijn rookvrij te blijven. [s20] Het proces van gedragsverandering vereist geduld en zelfcompassie, aangezien terugvallen deel van het leerproces kunnen zijn. Professionele ondersteuning door therapeuten of zelfhulpgroepen kan het ontwenningproces bovendien begeleiden en vergemakkelijken.

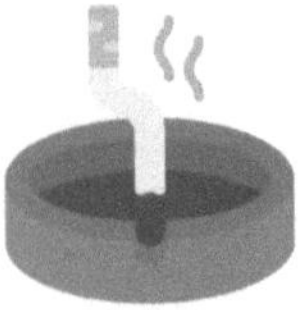

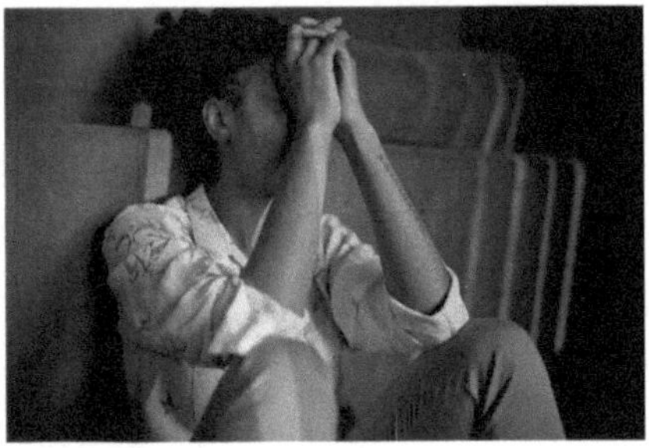

Stress [i6]

Goed om te weten

Gedragsgericht

Gedragsgerichte benaderingen richten zich op de verandering van het rookgedrag zelf. Dit omvat het herkennen van triggers, het ontwikkelen van vervangende handelingen en het instellen van nieuwe routines die het roken vervangen en de kans op terugval verminderen.

Mindfulness

In de context van rookontwenning helpt mindfulness om de drang naar een sigaret bewust waar te nemen en te accepteren, zonder er direct aan toe te geven. Het bevordert het zelfbewustzijn en maakt het mogelijk om de emoties en gedachten die met roken gepaard gaan te identificeren en te begrijpen, om zo nieuwe reactiemethoden te ontwikkelen.

Dagelijks Rookpatroon

Typische verdeling van roken gedurende de dag.

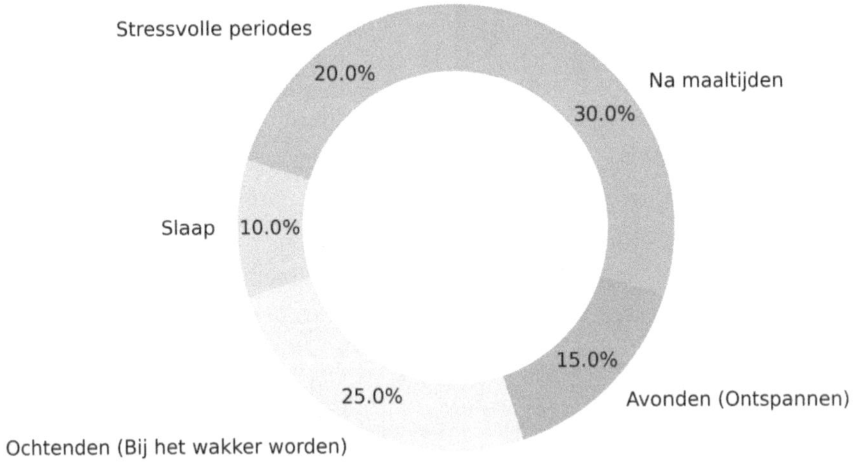

AVN: Avonden (Ontspannen) NML: Na maaltijden

OGN: Ochtenden (Bij het wakker worden) SLP: Slaap

STR: Stressvolle periodes

Het grootste deel van de sigaretten wordt gerookt bij het wakker worden en na de maaltijd, wat duidt op een sterke link met routine en gewoonte. Stressvolle periodes dragen ook aanzienlijk bij, wat de rol van roken als copingmechanisme benadrukt. Er wordt minder gerookt tijdens de slaap, wat de voor de hand liggende fysieke beperkingen weerspiegelt. Deze verdeling suggereert dat interventies zich moeten richten op het verstoren van gevestigde routines, het ontwikkelen van alternatieve copingstrategieën en het beheersen van hunkering tijdens piekrookperiodes.

Concrete adviezen

- Koppel eerdere rookervaringen aan nieuwe, positieve belevenissen.
- Verander uw omgeving, verwijder asbakken en andere rookaccessoires om visuele triggers te minimaliseren.
- Ontwikkel een mantra of een positieve zin die u hardop of in gedachten herhaalt op momenten van verlangen.
- Gebruik uw handen voor alternatieve activiteiten zoals kneden, schilderen of het bespelen van een instrument om het gebruikelijke handgevoel te veranderen.
- Stel u uw toekomstige rookvrije leven voor en concentreer u op de bijbehorende voordelen en positieve gevoelens.
- Verander uw innerlijke dialogen: vervang negatieve denkpatronen door positieve affirmaties en zelfgesprekken.
- Oefen uw zelfeffectiviteit door bewust kleine, haalbare doelen te stellen en deze consequent na te streven.
- Reflecteer op de redenen waarom u met roken bent begonnen en welke behoeften u daarmee hebt gecompenseerd.
- Verken uw emotionele reacties op het rookverlangen en ontwikkel individuele strategieën om hiermee om te gaan.
- Leer uw gevoelens gedifferentieerd waar te nemen en te benoemen om de verbinding tussen emoties en rookgedrag te doorbreken.
- Ontwikkel een sterke "waarom" voor uw rookstop, dat u in moeilijke momenten als motivatie dient.
- Oefen geduld en zelfacceptatie: de weg naar rookvrij zijn is een proces dat tijd en oefening vereist.

1. 3 Gezondheidsvoordelen

Dit gedeelte belicht de uitgebreide gezondheidsvoordelen van het stoppen met roken. Van de onmiddellijke verbetering van de zuurstoftoevoer en wondgenezing tot de langdurige risicoreductie voor ernstige aandoeningen zoals kanker en hart- en vaatziekten: uw lichaam herstelt zich op verschillende manieren. Deze regeneratie betreft talrijke organen en functies, van de longen tot de hormoonhuishouding. De positieve effecten strekken zich ook uit tot uw levenskwaliteit. Verhoogde energie, verbeterde ademhaling en verhoogde fitheid maken een actiever leven mogelijk. Ook financiële voordelen en een intenser smaakervaring behoren tot de aangename gevolgen. Ontdek hieronder in detail hoe uw lichaam zich herstelt van de gevolgen van roken en hoe u profiteert van een rookvrij leven.

Zelfs een vermindering van het dagelijkse aantal sigaretten heeft positieve gezondheidseffecten en versterkt de motivatie voor een volledige stop met roken.

Herstelfasen van het lichaam

Na het stoppen met roken begint het lichaam onmiddellijk met regeneratieprocessen. Al 20 minuten na de laatste sigaret normaliseert de bloeddruk en de hartslag. [s21] Binnen enkele uren daalt het koolmonoxideniveau in het bloed, waardoor de zuurstoftoevoer naar de organen verbetert. [s21] Deze verbeterde zuurstoftoevoer is bijzonder relevant voor de wondgenezing, aangezien sigarettenrook giftige verbindingen bevat die de zuurstoftoevoer naar het weefsel belemmeren en zo de regeneratie verstoren. [s22] Wie bijvoorbeeld met een snijwond te maken heeft, zal na het stoppen met roken een snellere wondgenezing opmerken. [s22] Binnen enkele dagen tot weken verbetert de longfunctie, wat leidt tot gemakkelijker ademen en meer energie. [s21] De trilharen in de luchtwegen, die verantwoordelijk zijn voor het reinigen van de longen, beginnen zich te regenereren en verbeteren de afvoer van slijm en schadelijke stoffen. Op de lange termijn vermindert het risico op ernstige ziekten zoals longkanker, hart- en vaatziekten en chronische obstructieve longziekte (COPD). [s23] Ook de gezondheid van de botten profiteert van het stoppen met roken. Roken beïnvloedt de botdichtheid en de genezing van botbreuken. [s21] Zelfs na jaren van roken kan het lichaam na het stoppen nog genezingsprocessen op gang brengen, hoewel de negatieve effecten op de botdichtheid op lange termijn kunnen aanhouden. [s21] Een vermindering van het dagelijkse aantal sigaretten kan al eerste positieve effecten hebben en de motivatie voor een volledige stop verhogen. [s23] Dit geldt vooral voor mensen met COPD en longkanker, waarbij de dosis-responsrelatie bijzonder uitgesproken is. [s23] De regeneratie van het lichaam na het stoppen met roken is een continu proces dat zich over jaren uitstrekt en de levenskwaliteit aanzienlijk verbetert.

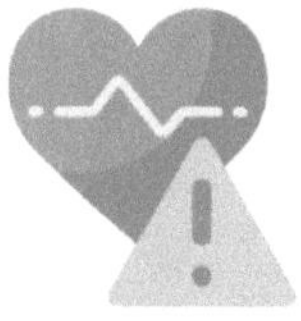

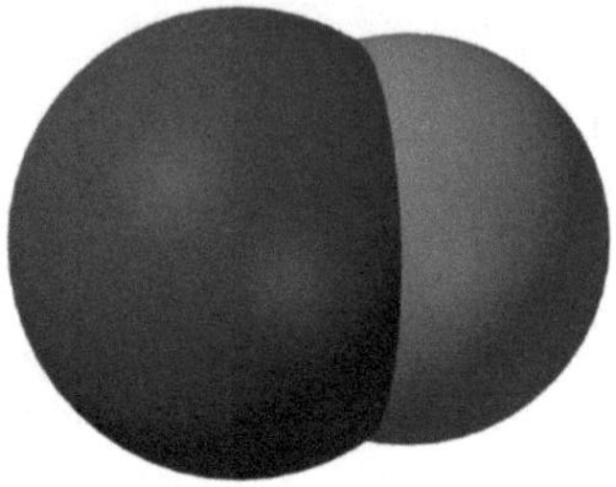

Koolmonoxide [i7]

Goed om te weten

Dosis-responsrelatie

De dosis-responsrelatie beschrijft de relatie tussen de hoeveelheid ingenomen stof (bijv. sigaretten) en de sterkte van de werking op het lichaam. Voor rokers betekent dit dat hoe meer sigaretten er gerookt worden, hoe sterker de schadelijke effecten op de gezondheid zijn. Een vermindering van het aantal sigaretten verlaagt het risico op tabaksgerelateerde ziekten.

Koolmonoxide

Koolmonoxide is een kleur- en geurloos gas dat ontstaat bij het roken. Het bindt zich aan de rode bloedcellen en belemmert zo het zuurstoftransport in het lichaam. Na het stoppen met roken daalt het koolmonoxide-niveau in het bloed, wat leidt tot een betere zuurstoftoevoer naar de organen en weefsels.

Trilharen

Trilharen zijn kleine, haarachtige structuren in de luchtwegen die slijm en vreemde deeltjes uit de longen transporteren. Roken beschadigt de trilharen en beïnvloedt hun functie. Na het stoppen met roken regenereren de trilharen, wat de reiniging van de longen verbetert en het risico op infecties verlaagt.

Lichaamregeneratie na het stoppen met roken

Verbeterde gezondheidsmarkers in de tijd na het stoppen met roken.

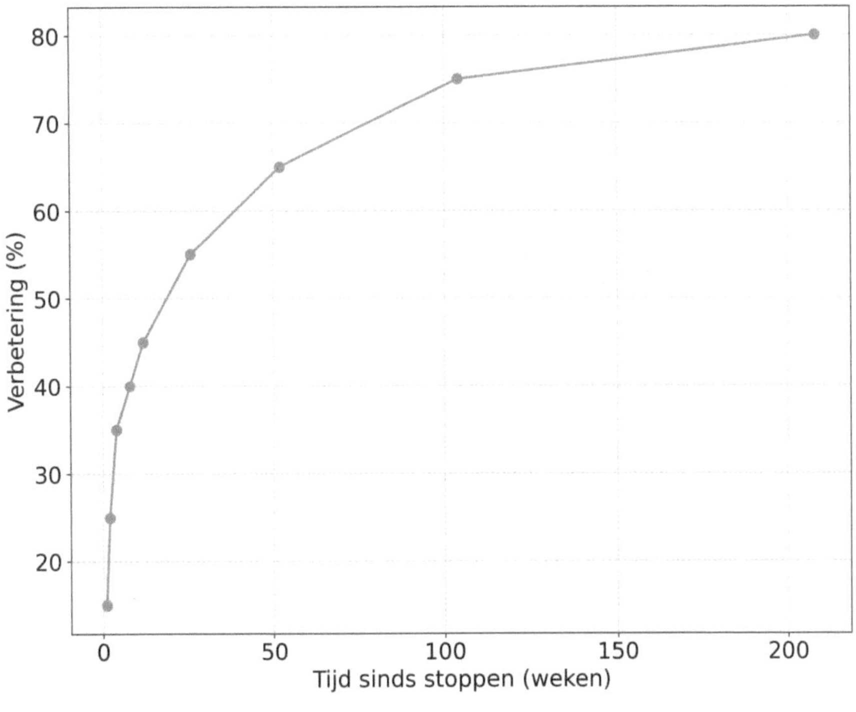

Deze grafiek illustreert de positieve impact van stoppen met roken op verschillende gezondheidsparameters. De eerste verbeteringen zijn snel, met significante verbeteringen in longfunctie en bloedsomloop binnen de eerste paar weken. Terwijl het risico op ernstige ziekte gestaag afneemt over jaren, wordt voortdurende verbetering waargenomen in de algehele gezondheid en welzijn, wat de langetermijnvoordelen van stoppen met roken aantoont.

Verbetering van de orgaanfuncties

Naast de reeds genoemde verbeteringen van de ademhaling en wondgenezing, heeft het stoppen met roken een positieve invloed op diverse andere orgaanfuncties. Zo normaliseert de hormonale balans, wat vooral relevant is voor vrouwen, aangezien de waarden na het stoppen met roken weer gelijk worden aan die van niet-rokers [s24]. Dit kan de menstruatiecyclus stabiliseren en de vruchtbaarheid verbeteren [s24]. Ook profiteert de stofwisseling: de insulinegevoeligheid neemt toe, waardoor het risico op type 2 diabetes afneemt, zelfs als er aanvankelijk gewichtstoename kan optreden [s24]. In de mondholte vermindert het risico op aandoeningen zoals orale kankers, slijmvliesveranderingen, parodontitis en cariës [s25]. Het risico op parodontitis daalt na het stoppen met roken tot een niveau dat vergelijkbaar is met dat van niet-rokers [s25]. Ook tandimplantaten hebben een hogere kans op succes na het stoppen met roken, aangezien roken een belangrijke risicofactor is voor hun verlies [s25]. Bovendien verbetert de mondflora, wat op zijn beurt cariës voorkomt [s25]. Een positief effect op het spijsverteringssysteem doet zich ook voor: de functie normaliseert geleidelijk [s26]. Wie bijvoorbeeld last heeft van winderigheid of buikpijn, kan deze verlichten door regelmatig te bewegen [s26]. De optredende symptomen zijn meestal tijdelijk en tonen de aanpassing van het lichaam aan de ontbrekende schadelijke stoffen [s26].

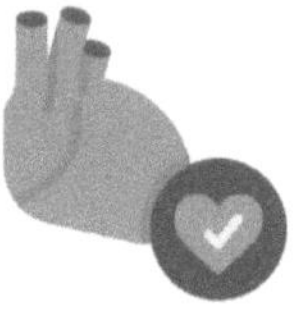

Goed om te weten

Hormonale balans

Na het stoppen met roken reguleert de hormonale balans zich, wat kan leiden tot een verbeterd algemeen welzijn, stabielere stemmingen en een gezonder slaap-waakritme.

Insulinegevoeligheid

Een verhoogde insulinegevoeligheid na het stoppen met roken verbetert de bloedsuikercontrole en vermindert het risico op complicaties zoals zenuwschade en hart- en vaatproblemen.

Mondflora

De mondflora, het geheel van micro-organismen in de mond, normaliseert zich na het stoppen met roken. Een gezonde balans van de mondflora beschermt tegen cariës, tandvleesontstekingen en een slechte adem.

Tandimplantaten

De succesratio van tandimplantaten neemt aanzienlijk toe na het stoppen met roken. Roken beïnvloedt de genezing van de implantaten en verhoogt het risico op infecties en complicaties.

Verbeterde orgaanfunctie na stoppen met roken

Longcapaciteit en bloedsomloop verbeteren aanzienlijk

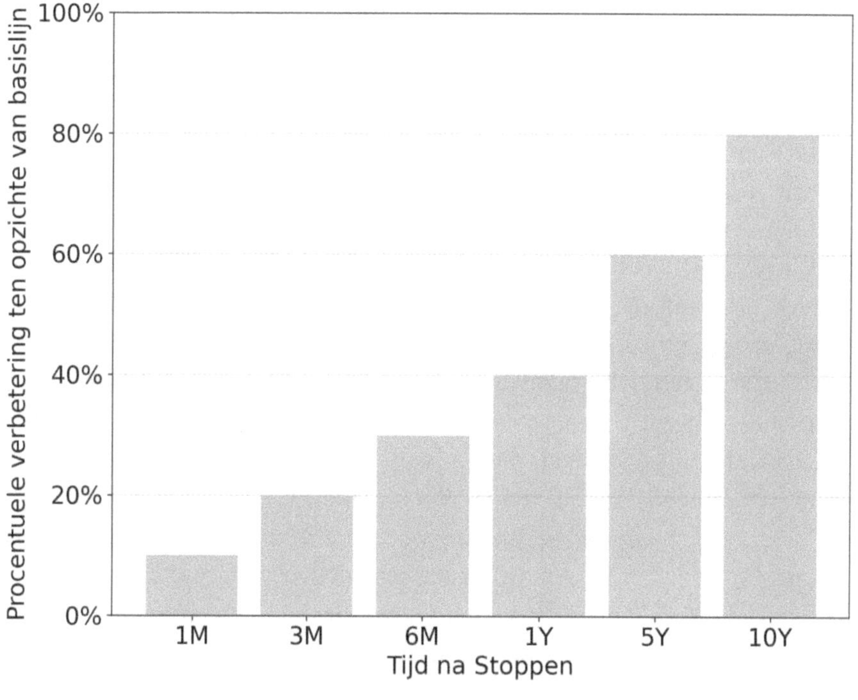

10Y: 10 Jaar

1Y: 1 Jaar

5Y: 5 Jaar

1M: 1 Maand

3M: 3 Maanden

6M: 6 Maanden

Deze gegevens tonen duidelijk de positieve impact van stoppen met roken op belangrijke orgaanfuncties. Longcapaciteit en bloedcirculatie vertonen aanzienlijke verbeteringen binnen de eerste paar maanden. Hoewel de regeneratie van trilhaartjes langer duurt, is de trend naar herstelde functie evident. Over het algemeen benadrukken deze verbeteringen de aanzienlijke gezondheidsvoordelen die gepaard gaan met stoppen met roken.

Verhoging van de levenskwaliteit

Met het stoppen met roken verbetert de levenskwaliteit op verschillende niveaus. De gewonnen levensjaren zijn niet alleen langer, maar ook gezonder en actiever [s27] [s28]. Vroegere rokers kunnen weer onbeperkt deelnemen aan het sociale leven, hun hobby's uitoefenen en tijd doorbrengen met familie en vrienden, zonder beperkt te worden door kortademigheid of hoestbuien. De verbeterde longfunctie maakt het mogelijk om activiteiten zoals sport of wandelingen weer met plezier te ervaren. Wie vroeger buiten adem raakte bij het traplopen, kan nu weer moeiteloos meerdere verdiepingen beklimmen [s28]. Ook het risico op ernstige cardiovasculaire gebeurtenissen zoals een hartaanval of beroerte daalt aanzienlijk, wat de angst voor deze aandoeningen vermindert en zo bijdraagt aan meer onbezorgdheid in het dagelijks leven [s29] [s28]. Zelfs na een hartaanval verhoogt de tabakabstinentie de overlevingskansen en verbetert de gezondheidsgerelateerde levenskwaliteit [s29]. Het afzien van sigaretten heeft bovendien een positieve invloed op de financiële situatie. Het bespaarde geld kan worden gebruikt voor andere wensen, of het nu gaat om een vakantie, een nieuwe hobby of gewoon voor meer financiële zekerheid. Daarnaast verbetert de geur- en smaakzin, waardoor maaltijden weer intenser kunnen worden genoten [s30]. Rookstop is dus een investering in een langer, gezonder en vervullender leven met meer levenskwaliteit. De ondersteuning van familieleden en vrienden kan dit proces verder bevorderen en de motivatie versterken [s27]. Financiële prikkels, zoals bonusprogramma's van zorgverzekeraars, kunnen ook een extra motivatieboost bieden en zo de langdurige abstinentie ondersteunen [s31].

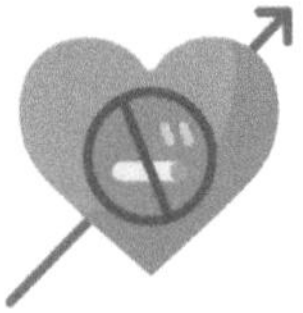

Goed om te weten

Cardiovasculair

Verwijst naar het hart en de bloedvaten. Door te stoppen met roken daalt het risico op cardiovasculaire aandoeningen zoals een hartaanval en beroerte, wat bijdraagt aan een langere levensverwachting en een hogere levenskwaliteit.

Tabakabstinentie

De blijvende afzien van tabaksgebruik in welke vorm dan ook. Het leidt tot een aanzienlijke verbetering van de gezondheid en vermindert het risico op tal van ziekten.

Stijging van de levenskwaliteit na stoppen met roken

Verbetering van de gezondheid en levenskwaliteit

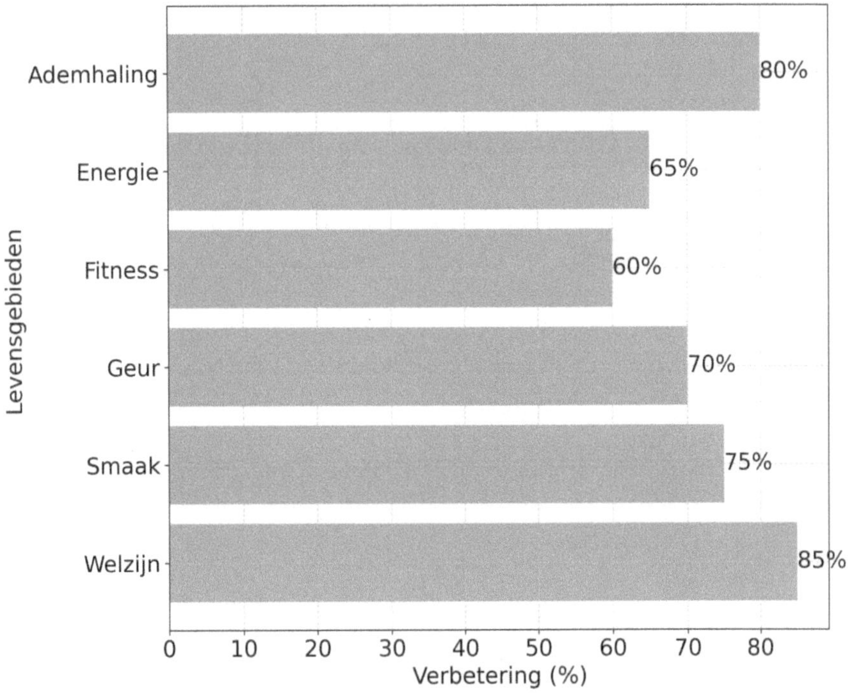

ADM: Ademhaling

ENG: Energie

FIT: Fitness

GEU: Geur

SMA: Smaak

WLB: Welzijn

Het staafdiagram visualiseert het positieve effect van stoppen met roken op verschillende levensgebieden. De ademhaling verbetert aanzienlijk, gevolgd door verhoogde energie en fitness. Smaak en geur worden ook intenser waargenomen. Over het algemeen leidt stoppen met roken tot een aanzienlijke verbetering van het welzijn.

Concrete adviezen

- Plan bewust genietmomenten in die uw zintuigen op een gezonde manier stimuleren, zoals de geur van versgebakken brood of de smaak van exotisch fruit.
- Verbind de regeneratie van uw longen met de bewuste waarneming van uw ademhalingen: Voel hoe uw longen zich bij elke ademhaling meer ontvouwen.
- Verhoog uw lichamelijke activiteit in kleine stappen om de positieve effecten van het stoppen met roken op uw uithoudingsvermogen en uw hart- en vaatstelsel te ervaren.
- Maak gebruik van de verbeterde doorbloeding van uw huid voor verzorgende rituelen: Trakteer uzelf bijvoorbeeld op een verkwikkende massage met etherische oliën.
- Ondersteun de regeneratie van uw mondflora door probiotische voedingsmiddelen zoals yoghurt of kefir te consumeren.
- Verheug u op culinaire ontdekkingsreizen: Proef nieuwe specerijen en voedingsmiddelen waarvan u de smaken nu intenser kunt waarnemen.
- Stel een concreet gezondheidsdoel dat u wilt bereiken door te stoppen met roken, bijvoorbeeld deelname aan een volksloop.
- Vier uw successen bij het stoppen met roken door uzelf iets te gunnen dat uw gezondheid en welzijn bevordert, zoals een saunabezoek.
- Visualiseer de positieve effecten van het stoppen met roken op uw organen: Stel u voor hoe uw cellen worden doordrenkt met verse zuurstof.
- Laat u inspireren door anderen die succesvol met roken zijn gestopt en deel uw ervaringen.
- Ontwikkel een persoonlijk ritueel dat u herinnert aan uw rookstop en u helpt uw motivatie op lange termijn vol te houden.

Terugblik - 1. Basisprincipes van stoppen met roken

De beslissing om te stoppen met roken is een belangrijke stap richting een gezonder leven. De weg naar rookvrijheid kan uitdagend lijken, maar inzicht in de onderliggende mechanismen van nicotineverslaving kan u helpen deze uitdaging succesvol aan te gaan. Nicotine beïnvloedt uw hersenen door het beloningssysteem te activeren, wat een gevoel van voldoening creëert. Dit effect leidt echter tot een fysieke afhankelijkheid, die zich bij het stoppen met roken manifesteert door onaangename ontwenningsverschijnselen. Deze symptomen, zoals prikkelbaarheid, angst of concentratieproblemen, zijn echter tijdelijk en een teken dat uw lichaam zich bevrijdt van de nicotineverslaving. Houd er rekening mee dat ook uw stofwisseling door het roken wordt beïnvloed. Nicotine grijpt in op de energiehuishouding en de regulering van de eetlust, wat na het stoppen met roken kan leiden tot gewichtstoename. Met een bewuste voeding en regelmatige lichaamsbeweging kunt u deze gewichtstoename echter effectief tegengaan.

Een belangrijk aspect van het stoppen met roken is het herkennen van uw individuele rookgewoonten. Analyseer in welke situaties u naar de sigaret grijpt – is het de ochtendkoffie, stress op het werk of de gezelligheid 's avonds? Houd een rookdagboek bij om uw persoonlijke triggers te identificeren en alternatieve gedragingen te ontwikkelen. Als u bijvoorbeeld merkt dat u in stressvolle situaties rookt, kunt u ontspanningstechnieken zoals yoga of meditatie leren. Vervang de sigaret na het eten door een korte wandeling of een gesprek met een vriend. Door bewust deze gedragsautomatiseringen te doorbreken, herwint u stap voor stap de controle over uw rookgedrag. Vergeet niet dat roken vaak ook een emotionele functie vervult. Mindfulness-oefeningen kunnen u helpen uw gevoelens en gedachten neutraal te observeren en zo de emotionele binding aan de sigaret los te laten. Wees mild voor uzelf als u een terugval ervaart. Elke poging om te stoppen met roken is een stap in de goede richting.

De regeneratie van uw lichaam begint onmiddellijk na de laatste sigaret. Uw longfunctie verbetert, het risico op hart- en vaatziekten daalt en uw reuk- en smaakzin keren terug. Deze positieve veranderingen verbeteren niet alleen uw fysieke gezondheid, maar ook uw levenskwaliteit. U krijgt meer energie voor het dagelijks leven en uw vrije tijd, kunt weer onbeperkt sporten en bespaart bovendien geld. Stoppen met roken is een investering in uw toekomst – een langer, gezonder en vervullender leven wacht op u. Aarzel niet om ondersteuning te zoeken. Gesprekken met uw arts, professionele begeleiding of de uitwisseling in zelfhulpgroepen kunnen u helpen de weg naar rookvrijheid succesvol te bewandelen.

De weg naar rookvrijheid is een persoonlijke reis die tijd en geduld vereist. Focus op de positieve veranderingen die u al heeft bereikt en vier uw successen. Met elke dag zonder sigaret versterkt u uw gezondheid en wint u meer levenskwaliteit. U heeft de kracht om dit doel te bereiken – geloof in uzelf!

2. Methoden om te stoppen met roken

Waarom falen zoveel mensen in hun poging om te stoppen met roken? De weg naar een rookvrij leven loopt over verschillende paden die individueel kunnen worden gecombineerd. Van klassieke medische benaderingen tot alternatieve methoden, er is tegenwoordig een breed scala aan mogelijkheden beschikbaar. De wetenschap heeft de afgelopen jaren enorme vooruitgang geboekt in het begrijpen van nicotineverslaving en heeft nieuwe, effectieve stopstrategieën ontwikkeld. In dit hoofdstuk ontdekt u welke methode het beste past bij uw persoonlijke weg naar rookvrijheid.

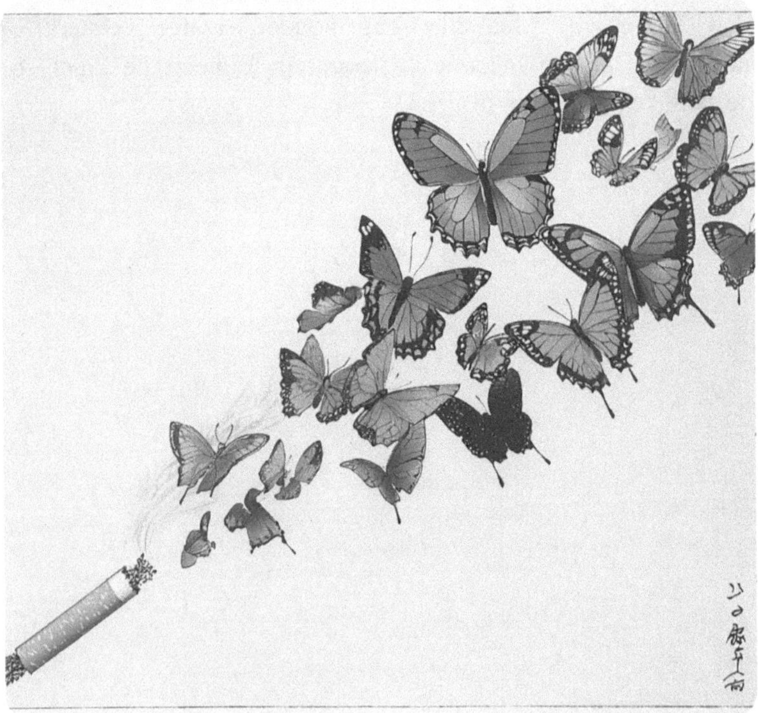

2. 1 Medicamenteuze behandeling

Medicinale behandelingen bieden effectieve ondersteuning bij het stoppen met roken, doordat ze lichamelijke ontwenningsverschijnselen en de behoefte aan nicotine verlichten. Verschillende medicijnen, waaronder nicotinevervangende middelen en voorgeschreven stoffen, werken op verschillende manieren op het zenuwstelsel. Naast de potentiële voordelen brengen sommige medicijnen ook risico's en bijwerkingen met zich mee die individueel in overweging moeten worden genomen. Ontdek in dit hoofdstuk welke medicinale opties u kunnen helpen op uw weg naar een rookvrij leven.

De combinatie van medicamenteuze rookstopbehandeling (bijv. nicotinevervangingstherapie, voorgeschreven medicijnen) met gedragstherapeutische maatregelen verhoogt de kans op succes aanzienlijk.

Nicotinevervangingstherapie

Nicotinevervangingstherapie (NET) ondersteunt rokers bij het stoppen met roken door nicotine zonder tabaksrook toe te dienen [s32]. Het verlicht ontwenningsverschijnselen en de drang naar nicotine door dezelfde receptoren in de hersenen te stimuleren als sigaretten [s32]. NET is beschikbaar in verschillende vormen, zoals nicotinepleisters, -kauwgom, -zuigtabletten, -neussprays en -inhalatoren [s32]. De keuze van de juiste vorm hangt af van individuele voorkeuren en behoeften. Een nicotinepleister geeft bijvoorbeeld gedurende de dag continu nicotine af, terwijl kauwgom of zuigtabletten kunnen worden gebruikt bij acute drang. De combinatie van NET met gedragsmatige therapieën verhoogt de kans op succes [s32]. Studies tonen aan dat rokers die deze gecombineerde behandeling ondergaan, hogere abstinentiepercentages bereiken dan degenen met minimale ondersteuning [s32]. Evidentie-gebaseerde richtlijnen bevelen de routinematige toepassing van NET aan, vooral bij sterk afhankelijke rokers [s33]. In gespecialiseerde klinieken kunnen succespercentages van tot 40% worden bereikt [s33]. De effectiviteit van NET kan variëren afhankelijk van de toedieningsvorm en individuele factoren [s34]. Ook de volledige kostenvergoeding van vrij verkrijgbare en receptplichtige NET-producten kan het gebruik van rookstopdiensten verhogen, vooral bij mensen met verslavingsproblemen [s35]. Hoewel gecombineerde NET-toepassingen aanvankelijk hogere abstinentiepercentages kunnen laten zien, leiden ze op lange termijn niet noodzakelijk tot betere resultaten dan andere therapieën [s36]. De standaarddosering van NET is niet voor alle rokers effectief [s37]. Daarom wordt onderzocht of een gepersonaliseerde dosering de kans op succes verbetert [s37]. Ook de farmacogenetica onderzoekt hoe genetische variaties de reactie op de therapie beïnvloeden en hoe de behandeling kan worden gepersonaliseerd [s38].

Evidentie-gebaseerde richtlijnen

Evidentie-gebaseerde richtlijnen vatten de huidige wetenschappelijke bevindingen over een bepaald onderwerp samen en geven aanbevelingen voor de medische praktijk. Ze dienen als basis voor behandelbeslissingen en moeten de kwaliteit van de zorg waarborgen.

Gedragstherapie

Gedragstherapieën helpen rokers om hun gewoonten en gedragingen met betrekking tot roken te veranderen. Ze leren om triggers voor de rookdrang te identificeren en alternatieve copingstrategieën te ontwikkelen om in uitdagende situaties niet naar de sigaret te grijpen.

Nicotinevervangingstherapie

De nicotinevervangingstherapie verlicht de ontwenningsverschijnselen die kunnen optreden bij het stoppen met roken, zoals prikkelbaarheid, concentratieproblemen en slaapproblemen. Het helpt de rookdrang te beheersen en vergemakkelijkt zo de overgang naar een rookvrij leven.

Toedieningsvorm

De toedieningsvorm verwijst naar de manier waarop een medicijn wordt toegediend, bijvoorbeeld als pleister, kauwgom, tablet, spray of inhalator. De keuze van de toedieningsvorm kan de effectiviteit en verdraagbaarheid van het medicijn beïnvloeden en wordt aangepast aan de individuele behoeften van de patiënt.

Marktaandeel NRT

Verdeling van NRT-producten.

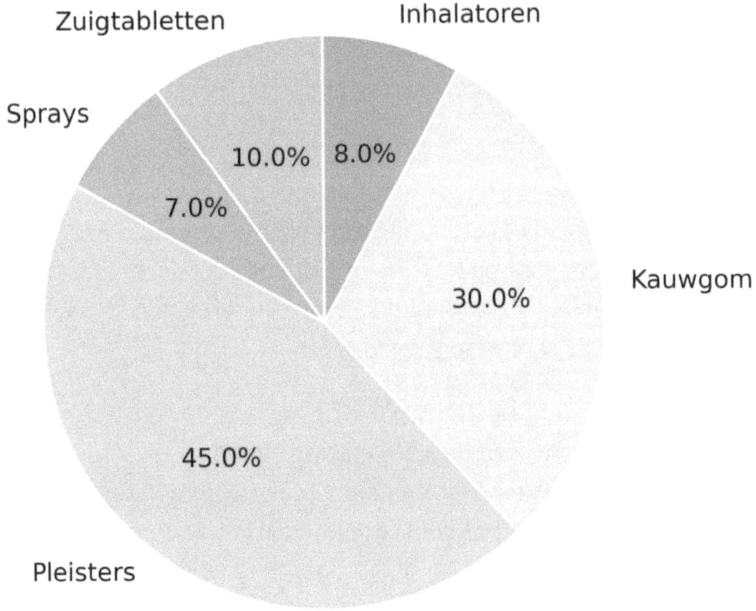

INH: Inhalatoren
KAU: Kauwgom
PLE: Pleisters
SPR: Sprays
ZUI: Zuigtabletten

Pleisters vertegenwoordigen het grootste segment van de NRT-markt, wat suggereert dat er een voorkeur is voor hun gemak en gestage nicotineafgifte. Kauwgom heeft een aanzienlijk aandeel, waarschijnlijk aantrekkelijk voor diegenen die meer controle willen over de nicotine-inname. Zuigtabletten, inhalatoren en sprays hebben een kleiner marktaandeel, mogelijk als gevolg van factoren zoals kosten, werkzaamheid of gebruikersvoorkeur.

Geneesmiddelen op recept

Geneesmiddelen op recept bieden rokers extra mogelijkheden om de tabaksverslaving te overwinnen. Naast nicotinevervangende middelen zijn er andere goedgekeurde stoffen die de weg naar rookvrijheid ondersteunen. [s39] Sommige van deze medicijnen zijn oorspronkelijk ontwikkeld voor andere indicaties, maar hebben zich ook bewezen als effectief bij het stoppen met roken en bereiken een vergelijkbare effectiviteit als nicotinevervangende therapieën. [s39] Ze werken door de behoefte aan nicotine te verminderen en zo de kans op een succesvolle stop te vergroten. In sommige studies overtroffen ze zelfs de effectiviteit van nicotinevervangende therapieën. [s39] Vooral voor rokers met psychische aandoeningen kunnen bepaalde voorgeschreven medicijnen een effectieve optie zijn. Studies tonen aan dat een stof bij deze patiëntengroep in vergelijking met een andere methode hogere slagingspercentages na twee jaar behaalde, hoewel het voorschrijvingspercentage van deze stof lager was. [s40] Het is belangrijk op te merken dat bij sommige preparaten, zoals een partiële agonist van de $\alpha 4\beta 2$ nicotine-acetylcholinereceptoren, gedragsveranderingen, waaronder suïcidale gedachten, zijn waargenomen. [s41] Er is echter geen bevestigde causale relatie tussen het gebruik van het medicijn en deze symptomen. [s41] De combinatie van voorgeschreven medicijnen met gedragstherapeutische maatregelen kan de kans op succes verder vergroten. [s42] De toegang tot deze medicijnen kan echter door verschillende factoren bemoeilijkt worden, zoals beperkte behandelingsmogelijkheden in bepaalde instellingen of beperkingen bij de kostenvergoeding. [s43] Om een optimale behandeling te waarborgen, is het daarom raadzaam om de verschillende opties met een arts of andere gekwalificeerde professional te bespreken en rekening te houden met de individuele behoeften en voorwaarden. Zo kan bijvoorbeeld de keuze van het juiste medicijn afhankelijk van

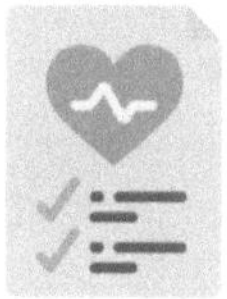

bestaande psychische aandoeningen plaatsvinden, om de effectiviteit van de therapie te maximaliseren en mogelijke risico's te minimaliseren. [s40]

Goed om te weten

Gedragstherapeutische maatregelen

Gedragstherapeutische maatregelen zijn gericht op het veranderen van ongunstige gedragingen, zoals roken. Ze omvatten technieken zoals het aanleren van copingstrategieën voor risicosituaties of het ontwikkelen van vervangende handelingen.

Nicotinevervangende middelen

Nicotinevervangende middelen, zoals pleisters, kauwgom of inhalatoren, leveren nicotine in gecontroleerde dosering om ontwenningsverschijnselen te verlichten en de behoefte aan sigaretten te verminderen.

Effectiviteit van medicatie voor stoppen met roken

Vergelijking van stopfrequenties

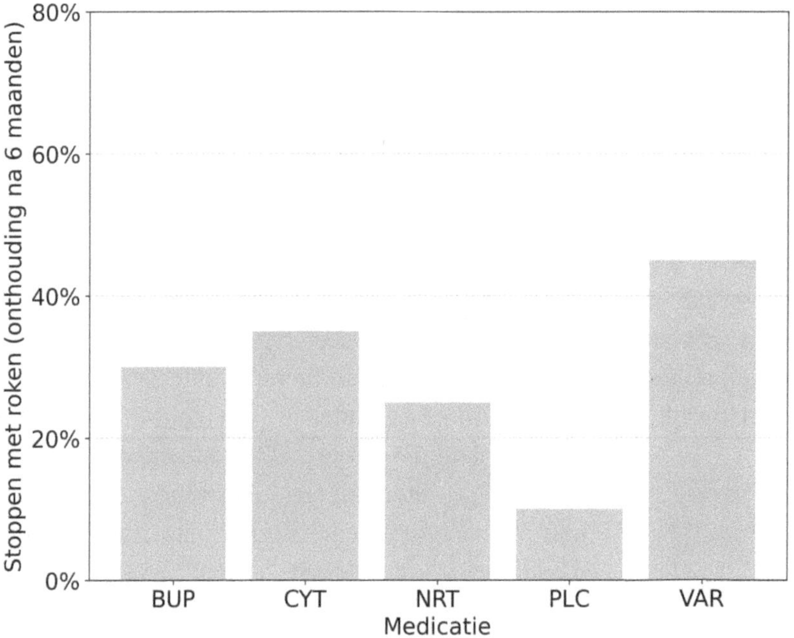

BUP: Bupropion

CYT: Cytisine

NRT: Nicotinevervangende therapie (gecombineerd)

PLC: Placebo

VAR: Varenicline

Deze grafiek vergelijkt visueel de relatieve effectiviteit van verschillende medicijnen bij het stoppen met roken. Hoewel Varenicline de hoogste stopfrequentie laat zien, bieden Bupropion en nicotinevervangende therapie (NRT) ook significante verbeteringen ten opzichte van placebo. De keuze van medicatie moet worden gemaakt in overleg met een zorgverlener, rekening houdend met individuele factoren en mogelijke bijwerkingen.

Plantaardige Alternatieven

Plantaardige alternatieven voor rookstop worden vaak besproken, maar hun effectiviteit is wetenschappelijk niet eenduidig aangetoond. Terwijl sommige plantaardige preparaten een kalmerend of angstverlichtend effect kunnen hebben dat ontwenningsverschijnselen verlicht, zijn er geen studies die een vergelijkbare effectiviteit als bij gevestigde medicamenteuze therapieën aantonen. Zo kunnen bijvoorbeeld Sint-Janskruid of valeriaan helpen bij stressbeheersing, maar vervangen ze niet de gerichte werking van nikotinersatzpraeparaten of voorgeschreven medicijnen, die direct op de nicotinereceptoren in de hersenen inwerken. [s44] Nicotinvaccins, die momenteel worden onderzocht, vormen een andere benadering door de binding van nicotine aan deze receptoren te voorkomen. [s45] Deze vaccins zouden in de toekomst een belangrijke rol kunnen spelen bij terugvalpreventie, maar zijn nog niet als therapieoptie beschikbaar. Het is belangrijk dat plantaardige middelen interacties met andere medicijnen kunnen hebben. Daarom moeten rokers die plantaardige alternatieven overwegen dit zeker met hun arts bespreken, vooral als ze al andere medicijnen gebruiken of aan bestaande aandoeningen lijden. [s44]

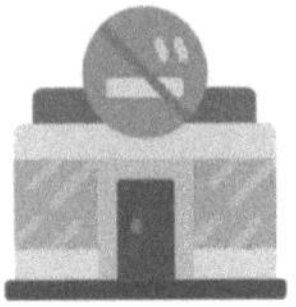

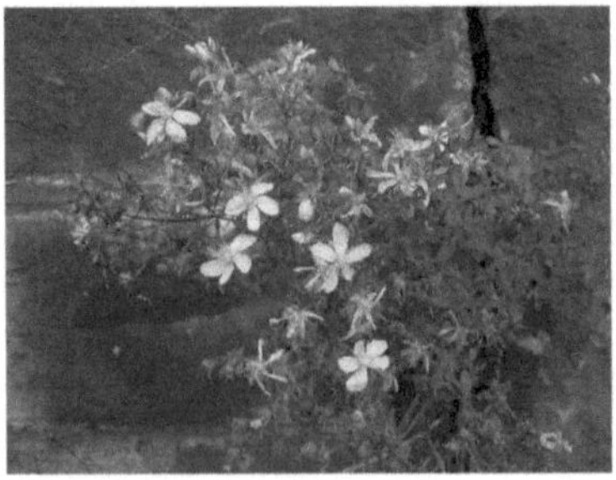

Sint-janskruid [i8]

Goed om te weten

Interacties

Interacties tussen medicijnen kunnen optreden wanneer meerdere medicijnen gelijktijdig worden ingenomen. Dit kan leiden tot ongewenste bijwerkingen of een verminderde effectiviteit van de medicijnen. Bij het innemen van plantaardige middelen in combinatie met andere medicijnen is voorzichtigheid geboden en is overleg met een arts aan te raden.

Nicotinereceptoren

Nicotinereceptoren zijn speciale bindingsplaatsen in de hersenen waar nicotine aan bindt en zijn verslavende werking ontplooit. Medicijnen kunnen deze receptoren blokkeren of stimuleren om ontwenningsverschijnselen te verlichten of de drang naar nicotine te verminderen.

Voorgeschreven medicijnen

Voorgeschreven medicijnen, zoals bupropion of varenicline, werken op verschillende manieren in de hersenen om de nicotineverslaving te bestrijden. Ze kunnen ontwenningsverschijnselen verlichten, de drang naar nicotine verminderen of de belonende werking van roken verminderen.

Kruidenalternatieven voor het Stoppen met Roken

Verhoudingen van kruidenremedies gebruikt om te stoppen met roken.

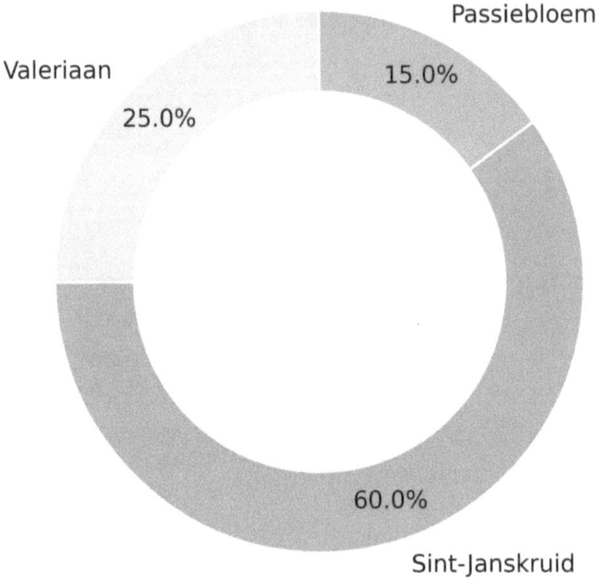

- PAS: Passiebloem
- SJK: Sint-Janskruid
- VAL: Valeriaanwortel

Sint-Janskruid vertegenwoordigt het grootste deel van de kruidenhulpmiddelen om te stoppen met roken, wat suggereert dat het populair is onder gebruikers. Hoewel andere opties zoals Valeriaan en Passiebloem ook worden gebruikt, kunnen hun lagere percentages duiden op een lagere effectiviteit, minder bewustzijn onder rokers of een voorkeur voor andere methoden. Verder onderzoek zou de redenen achter deze verschillen in gebruik kunnen onderzoeken.

Concrete adviezen

- Bespreek met uw arts de mogelijkheid van een individuele dosering van uw medicijnen die verder gaat dan de standaardrichtlijnen.
- Houd een dagboek bij van uw verlangen en de werking van de medicijnen om de therapie samen met uw arts aan te passen.
- Overweeg de combinatie van verschillende medicamenteuze benaderingen, maar bespreek dit altijd eerst met uw arts.
- Informeer uzelf over nieuwe onderzoeksresultaten op het gebied van medicamenteuze rookstop en bespreek deze met uw arts.
- Schroom niet om een tweede medische mening te vragen als u ontevreden bent over de huidige medicamenteuze behandeling.
- Vraag uw arts naar ondersteunende maatregelen om de werking van de medicijnen te versterken, zoals ontspanningstechnieken.
- Maak regelmatig afspraken met uw arts om de voortgang van de behandeling te controleren en de therapie indien nodig aan te passen.
- Vraag uw arts om de werking van de voorgeschreven medicijnen nauwkeurig uit te leggen om uw acceptatie en medewerking te bevorderen.
- Praat openhartig met uw arts over mogelijke bijwerkingen van de medicijnen en ontwikkel samen strategieën om hiermee om te gaan.
- Documenteer uw ervaringen met de medicamenteuze behandeling om uw voortgang te volgen en uw motivatie te versterken.
- Maak gebruik van de ondersteuning van zelfhulpgroepen of online fora om ervaringen uit te wisselen met andere rokers die ook medicijnen gebruiken.
- Wees geduldig met uzelf en de medicamenteuze therapie: de werking kan verschillend snel optreden.
- Vertrouw op de expertise van uw arts en werk nauw met hem samen om de optimale medicamenteuze behandeling voor u te vinden.

2. 2 Therapeutische benaderingen

Dit gedeelte belicht therapeutische benaderingen voor het stoppen met roken. De uitdaging bestaat erin zowel de lichamelijke nicotineverslaving als de psychische gewoonten te overwinnen. Verschillende therapievormen bieden strategieën om triggers voor rookverlangen te identificeren, alternatieve copingmechanismen te leren en de motivatie voor onthouding te versterken. Ontdek hieronder welke therapeutische methode het beste bij u past.

> *Succesvolle rookstop vereist vaak een multidisciplinaire aanpak die verschillende therapievormen combineert om zowel de fysieke als de psychische afhankelijkheid te behandelen.*

Gedragstherapeutische maatregelen

Gedragstherapeutische maatregelen bieden een reeks strategieën voor rookstop. Deze strategieën helpen om de gedachten en gedragingen die met roken verband houden, te veranderen. Zo omvat cognitieve gedragstherapie (CGT) het identificeren van triggers voor de rookverlangen en het aanleren van copingstrategieën om in deze situaties niet te roken [s46]. Een roker kan bijvoorbeeld vaststellen dat stress een veelvoorkomende trigger is. Door CGT leert hij effectiever om te gaan met stressvolle situaties, bijvoorbeeld door ontspanningstechnieken of probleemoplossingsstrategieën, in plaats van naar de sigaret te grijpen. Een andere benadering is Motiverende Gespreksvoering. Hierbij wordt de motivatie van de roker om te stoppen versterkt door de voor- en nadelen van roken af te wegen en eigen hulpbronnen te activeren [s46]. Mindfulness-gebaseerde behandelingen bevorderen de bewuste waarneming van gedachten en gevoelens, zonder erop te reageren [s46]. Hierdoor kan de roker leren om de behoefte aan sigaretten als een tijdelijk gevoel te accepteren, zonder eraan toe te geven. Contingentiemanagement is een andere gedragstherapeutische maatregel waarbij positieve versterking wordt gebruikt om de onthouding van roken te bevorderen [s47]. Ook de combinatie van gedragstherapie met medicamenteuze ondersteuning kan de kans op succes vergroten [s48]. Zo kunnen nicotinevervangende middelen of andere medicijnen de lichamelijke ontwenningsverschijnselen verlichten,

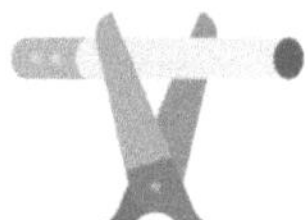

terwijl de gedragstherapie de psychische afhankelijkheid aanpakt. De ondersteuning kan op verschillende manieren plaatsvinden: persoonlijk, telefonisch, per sms of online [s48]. Vooral voor jongeren tussen de 14 en 20 jaar wordt de ontwikkeling van specifieke gedragstherapeutische interventies bevorderd [s47]. Ook voor bepaalde bevolkingsgroepen, zoals zwangere vrouwen of leden van etnische minderheden, zijn er aangepaste programma's [s47]. Voor zwangere vrouwen is de combinatie van prikkels en gedragstherapie bijzonder effectief gebleken [s46]. Technologiegestuurde interventies, zoals apps of online programma's, bieden een extra mogelijkheid om de rookstop te ondersteunen en de kans op succes te vergroten [s46].

Goed om te weten

Contingentiemanagement

Een procedure die positieve versterking gebruikt om de onthouding van roken te belonen. Door beloningen voor rookvrije periodes wordt de motivatie voor gedragsverandering vergroot.

Interventies

Gerichte maatregelen en programma's die zijn ontwikkeld om mensen te ondersteunen bij het stoppen met roken. Ze kunnen verschillende therapeutische benaderingen, medicijnen en ondersteuningssystemen omvatten.

Mindfulness-gebaseerde behandelingen

Oefeningen voor mindfulness helpen rokers om hun gedachten, gevoelens en lichamelijke gewaarwordingen in verband met de rookverlangen bewust waar te nemen, zonder te oordelen of te reageren. Dit kan helpen om de behoefte te beheersen en de drang om te roken te verminderen.

Motiverende Gespreksvoering

Een adviserende methode die de eigen motivatie van de patiënt voor rookstop versterkt. De therapeut ondersteunt de patiënt bij het vinden van eigen redenen voor verandering en het ontwikkelen van oplossingsrichtingen.

Effectiviteit van Rookstoptherapieën

Effectiviteit en kosten van verschillende rookstoptherapieën.

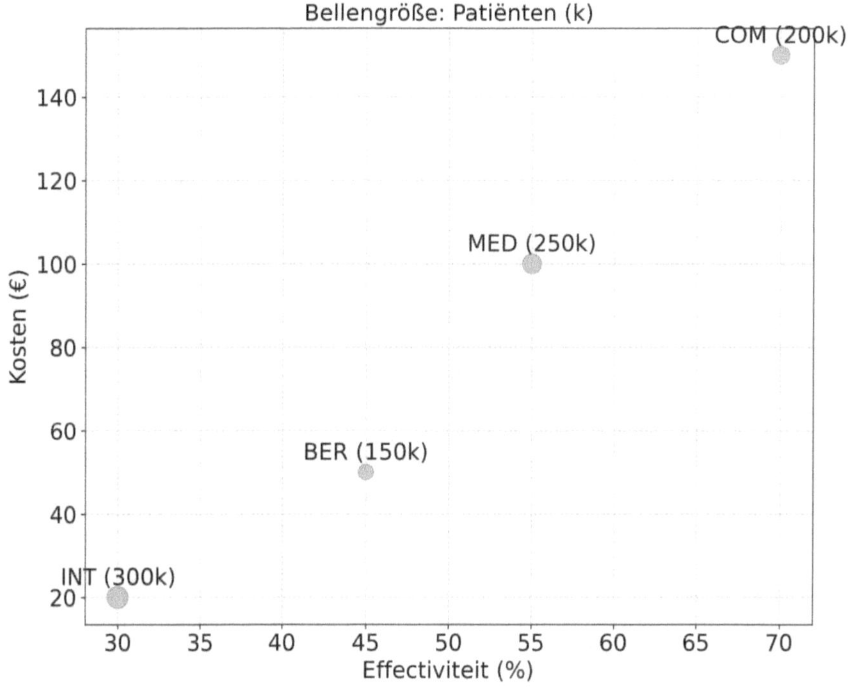

Blasengröße: Patiënten (k)

BER: Begeleiding

COM: Combinatietherapie

INT: Korte Interventie

MED: Medicatie

Combinatietherapie (begeleiding en medicatie) lijkt de meest effectieve aanpak te zijn, hoewel deze ook de hoogste kosten met zich meebrengt. Individuele begeleiding toont een matige effectiviteit, maar de kosten zijn relatief laag. Medicatie alleen biedt een balans tussen kosten en effectiviteit, en korte interventies, hoewel minder effectief, zijn de meest kosteneffectieve optie.

Neurotherapeutische Verfahren

Neurotherapeutische Verfahren winnen steeds meer aan belang bij de behandeling van tabaksverslaving. Deze benaderingen richten zich op de neuronale mechanismen die aan de verslaving ten grondslag liggen. Zo zou onder andere Cannabidiol (CBD) de waarneming van rookdrang kunnen beïnvloeden door in te werken op neurocognitieve processen [s49]. Mogelijk speelt de normalisatie van Anandamide door remming van de vetzuuramide-hydrolase (FAAH) hierbij een rol [s49]. Naast medicamenteuze behandeling kunnen ook specifieke psychotherapeutische interventies de neuronale processen beïnvloeden. achtsamkeitsbasierte_behandlungen bieden hier een alternatief voor traditionele groepstherapieën, met vergelijkbare succespercentages met betrekking tot langdurige onthouding [s50]. Het bewust waarnemen van verslavingsuitlokkende gevoelens en gedachten, zonder hieraan toe te geven, kan de neuronale verbindingen die de rookdrang aansteken, veranderen. De effectiviteit van mindfulness-gebaseerde behandelingen kan in de toekomst verder worden geoptimaliseerd door gerichte aanpassing aan specifieke doelgroepen [s50]. Een ander belangrijk aspect is de angstgevoeligheid, die het risico op terugval, vooral in de eerste weken van onthouding, verhoogt [s51]. Daarom zouden rokers met een hoge angstgevoeligheid kunnen profiteren van gespecialiseerde behandelingen die strategieën voor angstbeheersing aanreiken [s51]. Voor de ontwikkeling van nieuwe medicijnen voor rookontwenning zijn efficiënte testprocedures ontwikkeld die de identificatie van effectieve stoffen versnellen [s52]. Deze procedures houden rekening met de intrinsieke motivatie van de deelnemers, dus de wens om om persoonlijke redenen met roken te stoppen [s52]. De inzichten uit het neurotherapeutisch onderzoek dragen bij aan de voortdurende verbetering van de behandelmethoden en de afstemming op de behoeften van de betrokkenen.

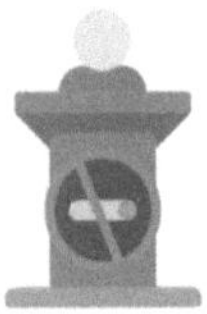

Intrinsieke motivatie

Intrinsieke motivatie beschrijft de wens om een handeling uit eigen beweging en interesse uit te voeren, in tegenstelling tot extrinsieke motivatie, die door externe prikkels wordt aangestuurd. Bij rookontwenning is intrinsieke motivatie een belangrijke factor voor succes.

Neurocognitieve processen

Neurocognitieve processen beschrijven de processen in de hersenen die verband houden met waarneming, denken, leren en geheugen. Bij tabaksverslaving zijn deze processen veranderd en dragen ze bij aan het verslavingsgedrag.

Neurotherapeutische Verfahren

Neurotherapeutische procedures maken gebruik van inzichten over de werking van de hersenen om tabaksverslaving te behandelen. Ze combineren vaak medicamenteuze en psychotherapeutische benaderingen om de neuronale processen te beïnvloeden die het verslavingsgedrag aansteken.

Vetzuuramide-hydrolase (FAAH)

De vetzuuramide-hydrolase is een enzym dat Anandamide afbreekt. Door dit enzym te remmen kan de concentratie van Anandamide in de hersenen worden verhoogd, wat mogelijk kan bijdragen aan de vermindering van de rookdrang.

Successpercentages Neurotherapeutisch Stoppen met Roken

Successpercentages van verschillende neurotherapeutische interventies voor het stoppen met roken in de loop van de tijd.

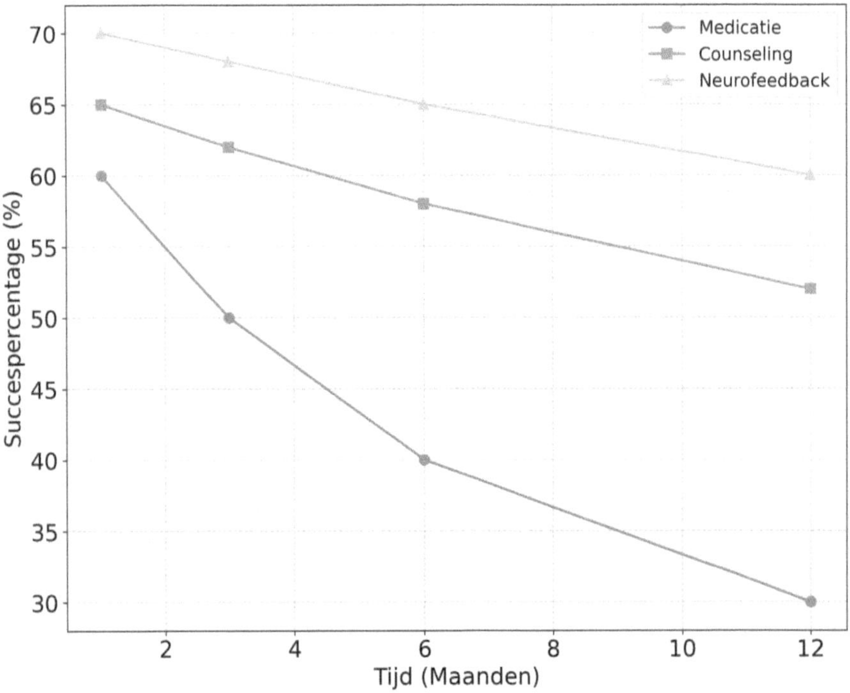

Hoewel alle interventies aanvankelijk enig succes laten zien, vertoont neurofeedback op de lange termijn een aanhoudend hoger succespercentage in vergelijking met andere methoden, wat het potentieel ervan voor duurzaam stoppen met roken suggereert.

Hypnotherapie

Hypnotherapie biedt een andere benadering voor het stoppen met roken. Het werkt met suggesties in de staat van hypnotische trance om het rookgedrag te beïnvloeden. Hierbij kunnen verschillende technieken worden toegepast, zoals directe suggestie, waarbij de cliënt in trance wordt verteld dat hij geen verlangen meer naar sigaretten heeft of dat hij het roken niet meer lekker vindt. Een andere manier is indirecte suggestie, die met behulp van metaforen en verhalen nieuwe denk- en gedragspatronen moet vestigen. Zo kan de cliënt het verhaal horen van een boom die zijn oude, verwelkte bladeren (de sigaretten) afwerpt om ruimte te maken voor nieuwe, gezonde scheuten. Hypnose kan ook helpen om de oorzaken van het rookgedrag te identificeren en alternatieve copingstrategieën te ontwikkelen. Een roker die bijvoorbeeld in stressvolle situaties naar een sigaret grijpt, kan door hypnose leren om anders met stress om te gaan en zo de behoefte aan nicotine te verminderen. De effectiviteit van hypnotherapie hangt onder andere af van de individuele suggestibiliteit van de cliënt. [s53]

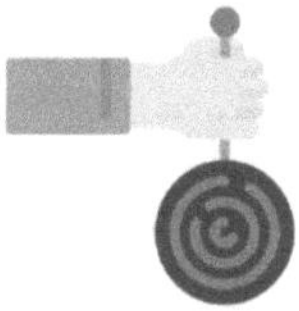

Net als mindfulness-gebaseerde interventies, kan hypnose ook nuttig zijn om na een terugval weer abstinent te worden. [s53] De combinatie van hypnose met andere therapievormen kan de kans op succes verder verhogen.

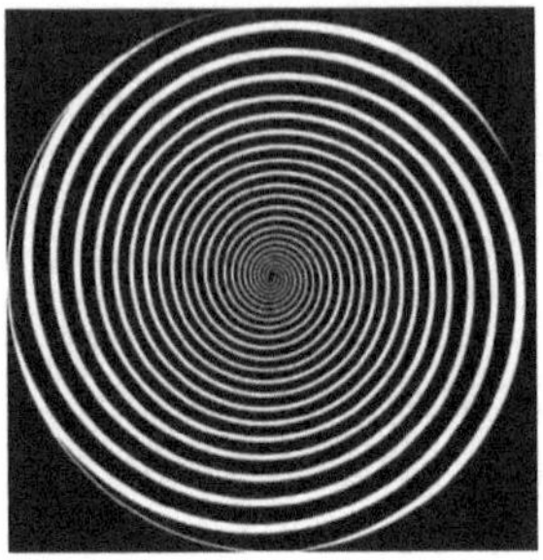

Hypnose [i9]

Goed om te weten

Abstinent

Zich onthouden van het gebruik van verslavende middelen, in dit geval tabak. Abstinentie is het doel van het stoppen met roken.

Hypnotische trance

Een staat van diepe ontspanning en concentratie, waarin de suggestibiliteit verhoogd is en positieve gedragsveranderingen kunnen worden vergemakkelijkt. In de rookstopbehandeling kunnen suggesties worden gebruikt om het rookverlangen te verminderen of aversies tegen sigaretten te ontwikkelen.

Mindfulness-gebaseerde interventies

Oefeningen en technieken die mindfulness bevorderen om het bewustzijn van de rookverlangens en de bijbehorende emoties te vergroten. Dit kan rokers helpen om hun reacties op de verlangens beter te beheersen en terugval te voorkomen.

Hypnose-succesratio's

Succesratio's stoppen met roken

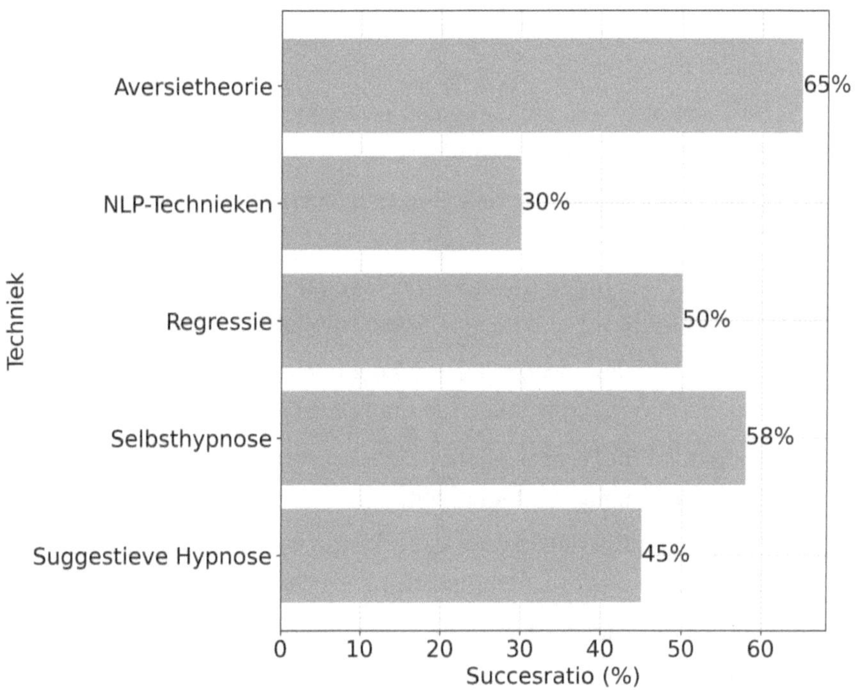

AVE: Aversietheorie

NLP: NLP-Technieken

REG: Regressie

SEL: Selbsthypnose

SUG: Suggestieve Hypnose

De succesratio's variëren sterk afhankelijk van de gebruikte hypnosetechniek. Suggestieve hypnose toont de hoogste succesratio, terwijl zelfhypnose het laagst scoort. Dit suggereert dat de directe interactie met een therapeut voor velen veelbelovender is.

Concrete adviezen

- Verbind uw rookstopplan met een ander belangrijk doel, bijvoorbeeld een sportieve uitdaging.
- Ontwikkel een persoonlijk symbool voor uw rookvrijheid en draag het bij u om u bewust te blijven van uw beslissing.
- Maak gebruik van de kracht van muziek: stel een afspeellijst samen met nummers die u motiveren en u kracht geven in moeilijke momenten.
- Schrijf een brief aan uw toekomstige, rookvrije zelf, waarin u uw verwachtingen en hoop formuleert.
- Verander uw voormalige rookpauzes in bewuste genotrituelen: drink een kopje thee of geniet van een stuk fruit.
- Integreer beweging in uw dagelijks leven door bijvoorbeeld de trap in plaats van de lift te nemen of korte wandelingen te maken.
- Creëer een toevluchtsoord waar u kunt ontspannen en nieuwe energie kunt opdoen wanneer de drang naar een sigaret opkomt.
- Leer omgaan met tegenslagen: beschouw ze als onderdeel van het proces en laat u niet ontmoedigen.
- Vier uw rookvrije dagen door uzelf kleine beloningen te geven die niets met eten of drinken te maken hebben.
- Ontwikkel een noodpakket voor acute verlangens, dat bijvoorbeeld kauwgom, een stressbal of een geurbrandertje bevat.
- Visualiseer nicotine als een vreemd voorwerp dat uw lichaam verlaat en stel u voor hoe u steeds sterker en gezonder wordt.
- Reflecteer op uw eerdere successen en herinner uzelf eraan hoe u al andere uitdagingen hebt overwonnen.

2. 3 Natuurgeneeskundige methoden

Natuurlijke geneeskundige methoden bieden rokers extra ondersteuning op weg naar tabakvrijheid. Acupunctuur, ontspanningstechnieken en methoden zoals hypnotherapie zijn gericht op het verlichten van ontwenningsverschijnselen en het verminderen van de behoefte aan nicotine. De effectiviteit van deze methoden wordt echter verschillend beoordeeld en moet worden beschouwd in de context van een uitgebreid afkickprogramma. Ontdek in dit hoofdstuk meer over de verschillende mogelijkheden en vind de juiste aanpak voor uw weg naar een rookvrij leven.

Natuurlijke geneeskundige methoden voor het stoppen met roken, zoals acupunctuur en ontspanningstechnieken, moeten worden beschouwd als aanvullende ondersteuning en niet als de enige oplossing, en moeten worden geïntegreerd in een uitgebreid afkickprogramma.

Acupunctuur voor ontwenning

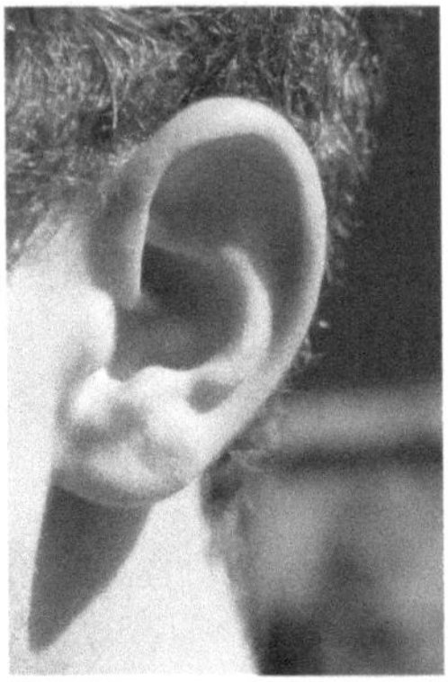

oorschelp [i10]

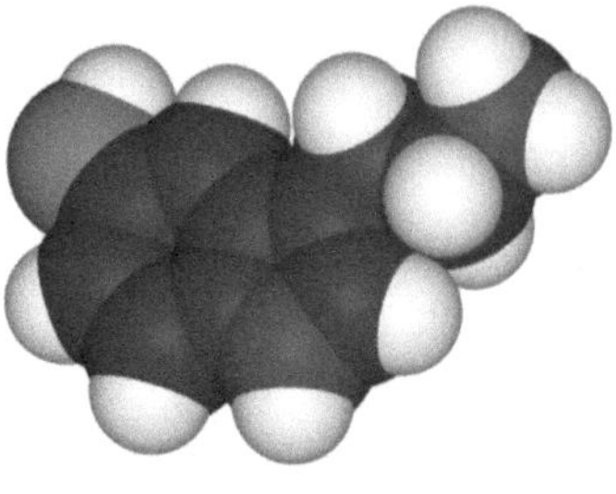

Serotonine [i11]

Acupunctuur wordt vaak gebruikt als aanvullende therapie voor rookstop, met als doel ontwenningsverschijnselen te verlichten en de behoefte aan nicotine te verminderen [s54] [s55] [s56]. De stimulatie van bepaalde punten op het lichaam, meestal op de oorschelp (auriculaire acupunctuur), zou de afgifte van endorfines, dopamine en serotonine stimuleren [s56]. Deze neurotransmitter beïnvloeden onder andere de stemming, de pijnperceptie en het beloningssysteem in de hersenen, dat door nicotine wordt geactiveerd. Acupunctuur kan dus helpen om de symptomen van nicotineontwenning, zoals nervositeit, prikkelbaarheid en slaapproblemen, te verlichten. De onderzoeksresultaten over de effectiviteit van acupunctuur bij rookstop zijn echter inconsistent [s54] [s57]. Terwijl sommige studies een kortetermijneffect in vergelijking met placebo of schijnacupunctuur laten zien, konden deze resultaten op lange termijn niet worden bevestigd [s54]. Acupunctuur lijkt minder effectief te zijn dan nicotinevervangende therapie of psychologische interventies [s54]. Ook de combinatie met andere therapieën, zoals de traditionele Chinese geneeskunde (TCM), toonde in sommige studies een verbeterde effectiviteit, maar de methodologische kwaliteit van veel van deze studies wordt als laag beoordeeld [s58]. In een onderzoek bleek dat de afstinenzrate bij TCM-interventies in vergelijking met placebo vooral tussen 6 maanden en een jaar hoger was [s58]. Toch moeten rokers die acupunctuur overwegen realistische verwachtingen hebben en de methode eerder beschouwen als een aanvullende ondersteuning binnen een uitgebreid ontwenningprogramma, niet als een op zichzelf staande oplossing. Vergelijk het met fysiotherapie na een blessure: het kan het herstel ondersteunen, maar vervangt niet noodzakelijk andere noodzakelijke maatregelen. De behandelresultaten in groepen die alternatieve behandelingen ontvingen, waren in sommige studies significant lager dan bij andere methoden [s59]. Ernstige bijwerkingen zijn in verband met acupunctuur niet gerapporteerd [s58].

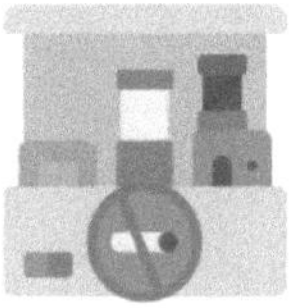

Goed om te weten

Afstinenzrate

De afstinenzrate geeft het percentage aan van personen die na een bepaalde periode (bijv. 6 maanden of 1 jaar) abstinent, dus onthoudend, zijn van een stof zoals nicotine.

Auriculaire acupunctuur

Bij auriculaire acupunctuur worden de acupunctuurnaalden uitsluitend op bepaalde punten van de oorschelp geplaatst. Deze punten zouden corresponderen met verschillende organen en functies in het lichaam en kunnen zo gericht worden gebruikt voor de behandeling van klachten zoals nicotineontwenning.

Schijnacupunctuur

Schijnacupunctuur is een vorm van placebo waarbij naalden ofwel op verkeerde acupunctuurpunten of alleen oppervlakkig worden geplaatst, zonder de bijbehorende zenuwuiteinden te stimuleren. Het dient in studies als vergelijkingsmethode voor echte acupunctuur.

Acupunctuur voor stoppen met roken: succespercentages

Vergelijking van succespercentages tussen verschillende acupunctuurpunten voor het stoppen met roken.

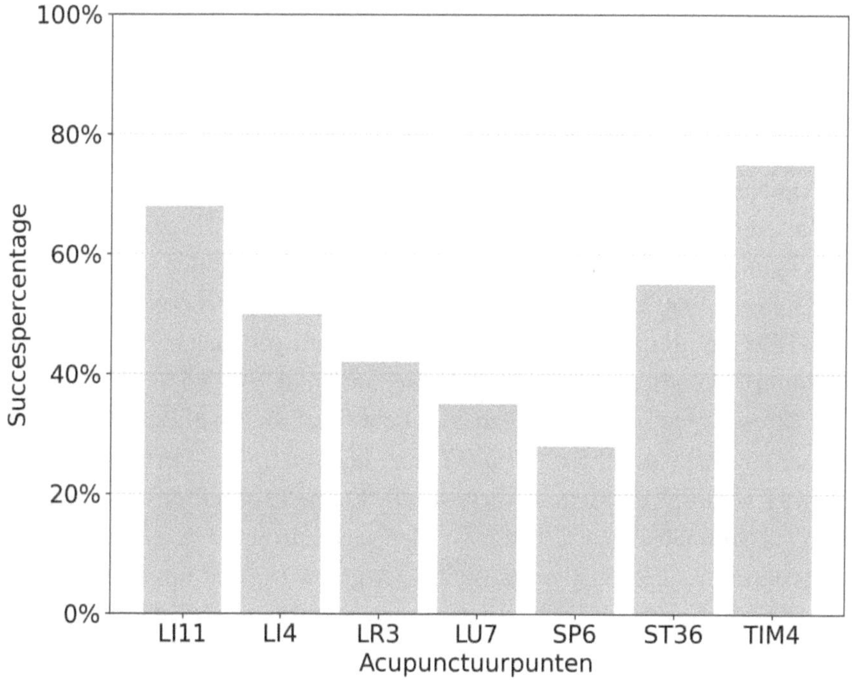

LI11: Quchi (LI11)

LI4: Hegu (LI4)

LR3: Taichong (LR3)

LU7: Lieque (LU7)

SP6: Sanyinjiao (SP6)

ST36: Zusanli (ST36)

TIM4: Yangxi (TE5)

Hoewel individuele resultaten kunnen variëren, suggereren deze gegevens dat bepaalde acupunctuurpunten (bijv. 'TIM4' en 'LI11') hogere succespercentages laten zien voor het stoppen met roken dan andere. Dit zou erop kunnen wijzen dat deze punten effectiever zijn voor de behandeling van nicotineverslaving, of dat ze vaker worden gebruikt door ervaren behandelaars. Verder onderzoek is nodig om de precieze mechanismen en optimale behandelingsprotocollen te bepalen.

Ontspanningstechnieken

Ontspanningstechnieken kunnen waardevolle hulpmiddelen zijn in het proces van tabakontwenning, omdat ze helpen om de lichamelijke en psychische bijverschijnselen van de nicotineontwenning te beheersen. Bijzonder effectief lijken methoden te zijn die gebaseerd zijn op mindfulness. Mindfulness-meditatie is gericht op het richten van de aandacht op het huidige moment, zonder de opkomende gedachten en gevoelens te beoordelen. Zo kan de waarneming van ontwenningsverschijnselen, zoals onrust of sterke verlangens naar sigaretten, worden veranderd, zonder dat de betrokkene in een cyclus van negatieve gedachten en emoties terechtkomt [s60] [s61]. Vergelijkbare effecten worden ook bereikt door yoga. De combinatie van lichamelijke oefeningen, ademtechnieken en meditatie bevordert niet alleen de lichamelijke gezondheid, maar kan ook stress verminderen en zo de belasting die met de ontwenning gepaard gaat, verlichten [s62]. Door regelmatig te oefenen kan de zelfwaarneming worden verbeterd en kunnen impulsen die tot een terugval kunnen leiden, beter worden gecontroleerd [s62]. Daarnaast kan cognitieve gedragstherapie (CGT) worden ingezet om triggers voor de rookverlangen te identificeren en alternatieve gedragingen te ontwikkelen [s60]. Een voorbeeld hiervan zou zijn om in stressvolle situaties, die eerder tot het grijpen naar een sigaret leidden, in plaats daarvan een korte ademhalingsoefening uit te voeren. Hypnotherapie en de acceptatie- en commitmenttherapie (ACT) zijn andere methoden die in de context van tabakontwenning worden toegepast [s63] [s61]. Terwijl hypnotherapie probeert onbewuste processen te beïnvloeden, ondersteunt ACT de patiënt bij het accepteren van moeilijke gevoelens en gedachten, zonder zich door hen te laten overweldigen. Hoewel de studies over de effectiviteit van deze methoden inconsistent zijn, kunnen ze voor sommige betrokkenen een zinvolle aanvulling op andere maatregelen vormen. Ontspanningstechnieken kunnen worden geïntegreerd in een

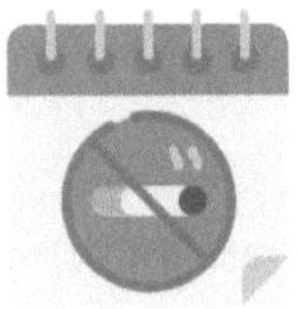

uitgebreid ontwenningprogramma om de kans op succes te vergroten. Het is belangrijk dat de gekozen methode aansluit bij de individuele behoeften en voorkeuren.

Goed om te weten

Acceptatie- en commitmenttherapie

Acceptatie- en commitmenttherapie helpt om moeilijke gevoelens en gedachten in verband met tabakontwenning te accepteren, in plaats van ertegen te vechten. Men leert zich te concentreren op zijn waarden en zijn gedrag dienovereenkomstig aan te passen.

Hypnotherapie

Hypnotherapie maakt gebruik van hypnose om onbewuste processen te beïnvloeden die het rookgedrag aansteken. Het kan de motivatie voor tabakontwenning versterken en de verlangens naar sigaretten verminderen.

Mindfulness-meditatie

Bij mindfulness-meditatie concentreert men zich op het hier en nu. Men let op zijn gedachten, gevoelens en lichamelijke gewaarwordingen, zonder deze te beoordelen. Dit kan helpen om de verlangens naar sigaretten te verminderen en beter om te gaan met de ontwenningsverschijnselen.

Ontspanningstechnieken voor het Stoppen met Roken

Verdeling van ontspanningsmethoden gebruikt voor het stoppen met roken.

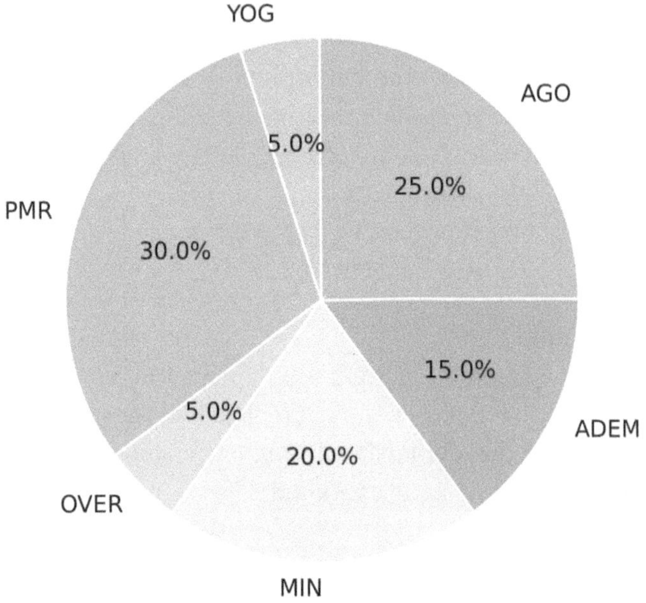

ADEM: Ademoefeningen | AGO: Autogene Training
MIN: Mindfulness Meditatie | OVER: Overige Technieken
PMR: Progressieve Spierontspanning | YOG: Yoga en Tai Chi

Progressieve Spierontspanning en Autogene Training vertegenwoordigen het grootste deel van de gebruikte technieken, wat suggereert dat er een voorkeur is voor gestructureerde lichaamsgerichte ontspanning. Mindfulness en Ademoefeningen nemen ook een aanzienlijk deel in, wat het belang aangeeft van bewustzijn van het huidige moment en ademhalingscontrole bij het beheersen van hunkering. Hoewel andere technieken zoals Yoga en Tai Chi bijdragen, kan hun kleinere vertegenwoordiging wijzen op een lagere toegankelijkheid of aantrekkingskracht op deze specifieke groep.

Concrete adviezen

- Integreer de Traditionele Chinese Geneeskunde (TCM) holistisch: Houd naast acupunctuur ook rekening met kruidentherapie en voeding volgens de vijf elementen.
- Stel een persoonlijk kruidenmix-theeplan op met kalmerende en balancerende kruiden zoals citroenmelisse, valeriaan of passiebloem.
- Maak gebruik van de kracht van aromatherapie: Gebruik etherische oliën zoals pepermunt of citroen om de behoefte aan sigaretten te verminderen.
- Ontdek de weldadige werking van voetreflexzonemassages: Stimuleer punten die verband houden met het zenuwstelsel en ontgifting.
- Leer een ademtechniek uit de yoga (Pranayama) en pas deze doelgericht toe in momenten van verlangen.
- Versterk je levensenergie (Qi) door Qigong-oefeningen: Zachte bewegingen en bewust ademen bevorderen de innerlijke balans.
- Probeer de Bachbloesemtherapie: Vind de juiste bloesemessenties die je individuele emotionele behoeften ondersteunen.
- Ontdek de kracht van zelfgenezing door Reiki: De energiebehandeling kan blokkades opheffen en je zelfregulatie versterken.
- Pas de cuppingmassage toe om de doorbloeding te bevorderen en het lichaam te ondersteunen bij ontgifting.
- Maak gebruik van de geneeskracht van de natuur: Stel een persoonlijke kruidenmix samen voor een ontspannend bad.
- Verbind de natuurgeneeskunde met je eerdere rookrituelen: Drink bijvoorbeeld een kruideninfusie in plaats van een sigaret na de maaltijd.
- Zoek een ervaren natuurgeneeskundige die je begeleidt op je weg naar rookvrij zijn met natuurgeneeskundige methoden.

Terugblik - 2. Methoden om te stoppen met roken

De weg naar rookvrijheid is individueel en vereist een strategie die aansluit bij uw persoonlijke behoeften en gewoonten. Verschillende methoden bieden ondersteuning, van nicotinevervangende therapieën die lichamelijke ontwenningsverschijnselen verlichten, tot gedragstherapeutische benaderingen die u helpen omgaan met de rookdrang, en alternatieve methoden zoals acupunctuur of ontspanningstechnieken. De keuze van de juiste methode hangt af van factoren zoals de mate van uw nicotineverslaving, uw mentale welzijn en uw persoonlijke voorkeuren. Een belangrijke eerste stap is eerlijke zelfreflectie: wat zijn uw rookgewoonten, welke situaties roepen uw verlangen op en welke emotionele behoeften probeert u met roken te vervullen?

Nicotinevervangende producten zoals pleisters, kauwgom of zuigtabletten kunnen u helpen de eerste dagen en weken van de afkickperiode door te komen door de lichamelijke ontwenningsverschijnselen te verlichten. Daarnaast zou u gedragstherapeutische strategieën moeten overwegen. Identificeer uw persoonlijke rooktriggers, zoals stress, verveling of sociale situaties, en ontwikkel alternatieve gedragingen. In plaats van naar een sigaret te grijpen, kunt u een wandeling maken, een boek lezen of afspreken met vrienden. Mindfulness-oefeningen kunnen u helpen de rookdrang bewuster waar te nemen en te accepteren, zonder eraan toe te geven. Visualiseer uw rookvrije leven en concentreer u op de positieve aspecten van rookvrijheid, zoals verbeterde gezondheid, meer energie en financiële besparingen.

Voorgeschreven medicijnen kunnen een andere optie zijn, vooral als u sterk nicotineafhankelijk bent of lijdt aan psychische aandoeningen. Bespreek de verschillende mogelijkheden met uw arts om de meest geschikte therapie voor u te vinden. Ook alternatieve methoden zoals acupunctuur of hypnotherapie kunnen ondersteunend zijn door ontspanning te bevorderen en de rookdrang te verminderen. Houd er echter rekening mee dat de wetenschappelijke evidentie voor deze methoden minder sterk is dan voor de gevestigde methoden. Integreer ontspanningstechnieken zoals yoga, meditatie of progressieve spierontspanning in uw dagelijks leven om stress te verminderen en uw veerkracht tegen de rookdrang te versterken.

Rookontwenning is een proces dat tijd, geduld en doorzettingsvermogen vereist. Terugvallen horen erbij en moeten u niet ontmoedigen. Analyseer de situatie die tot de terugval heeft geleid, leer ervan en pas uw strategie indien nodig aan. Zoek steun bij vrienden, familie of zelfhulpgroepen. Schroom niet om professionele hulp in te schakelen als u er alleen niet uitkomt. De weg naar rookvrijheid kan uitdagend zijn, maar is de moeite waard. Investeer in uw gezondheid en welzijn – u zult er geen spijt van krijgen!

3. Rookvrij in het dagelijks leven

Hoe beheersen mensen het dagelijks leven nadat ze de sigaretten de rug hebben toegekeerd? De weg naar een rookvrij leven gaat door vele alledaagse situaties die vroeger sterk met roken verbonden waren. Daarbij spelen niet alleen persoonlijke gewoonten een rol, maar ook het gedrag van familie, vrienden en collega's. Met de juiste strategieën veranderen deze schijnbare obstakels in kansen voor een gezonde nieuwe start. In dit hoofdstuk leert u hoe u uw leven stap voor stap kunt herstructureren - en daarbij sterker wordt dan u denkt.

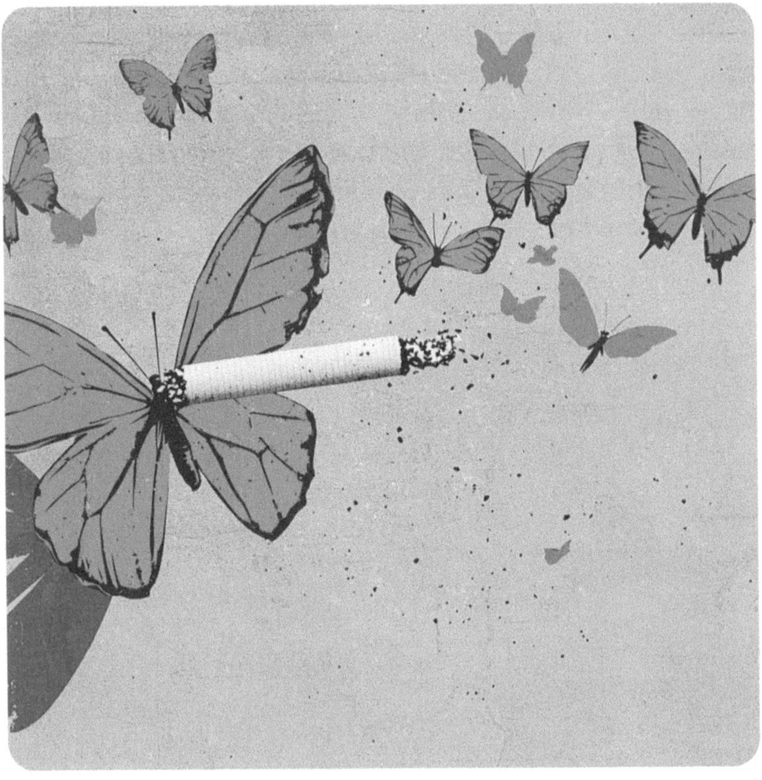

3. 1 Omgaan met

Het dagelijks leven stelt ex-rokers voor talrijke uitdagingen. Stress, gewoonten en sociale situaties kunnen de verlangen naar sigaretten opnieuw aanwakkeren. Succesvolle copingstrategieën zijn daarom essentieel voor een blijvende rookvrijheid. Dit gedeelte biedt u praktische methoden om deze obstakels te overwinnen en terugval te voorkomen. Ontdek hoe u uw leven rookvrij kunt inrichten en kunt genieten van uw nieuw verworven vrijheid.

De meest effectieve manier om op de lange termijn rookvrij te blijven, is door verschillende copingstrategieën te combineren en aan te passen aan individuele behoeften.

Stressmanagement zonder sigaretten

Stress is voor veel rokers een vermeende metgezel in het dagelijks leven en de sigaret een vermeende copingstrategie. Maar nicotine versterkt stress [s64]. Een rookstop kan bijdragen aan een verbetering van de geestelijke gezondheid en een vermindering van stresssymptomen [s64]. Daarom is het belangrijk om alternatieve strategieën te ontwikkelen om stress zonder sigaretten te beheersen. Cognitieve gedragstherapie (kvt) helpt om negatieve gedachten- en gedragspatronen die stress veroorzaken of verergeren, te herkennen en te veranderen [s65] [s66]. Een vast onderdeel van CGT zijn probleemoplossings- en copingvaardigheden [s66]. In plaats van naar de sigaret te grijpen wanneer er een stressvolle situatie optreedt, leert men de situatie te analyseren en constructieve oplossingen te vinden. Evenzo nuttig zijn ontspanningstechnieken zoals ademhalingsoefeningen [s67]. Diep in- en uitademen kan lichamelijke stressreacties verminderen en zo leiden tot meer rust en kalmte. Mindfulness-training aanvult deze strategieën door de bewuste waarneming van gedachten en gevoelens te bevorderen [s65] [s68] [s66]. In plaats van impulsief op stress te reageren door naar de sigaret te grijpen, leert men de emoties te accepteren en ze niet-oordelend te benaderen. Sociale steun [s67] van vrienden, familie of zelfhulpgroepen [s69] kan ook de rookstop en het stressmanagement vergemakkelijken. De

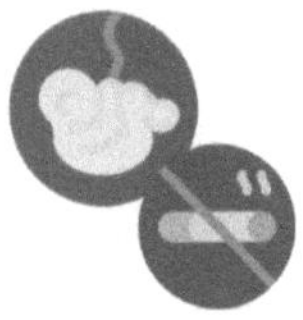

uitwisseling met anderen die soortgelijke ervaringen hebben, versterkt de motivatie en biedt de mogelijkheid om van de copingstrategieën van anderen te leren. Daarnaast kunnen technologiegebaseerde interventies, zoals apps of online programma's, die in het dagelijks leven ondersteunen [s65] [s66]. Ze bieden op elk moment toegang tot oefeningen, informatie en motivatietools. De combinatie van verschillende strategieën is vaak de meest effectieve manier om stress op lange termijn zonder sigaretten te beheersen en een terugval te voorkomen. Wie bijvoorbeeld merkt dat de stress op het werk toeneemt, kan een ademhalingsoefening doen en vervolgens met een vriend over de situatie praten, in plaats van naar de sigaret te grijpen.

Effectiviteit van stressbeheersingsstrategieën

Effectiviteit van strategieën tegen stress.

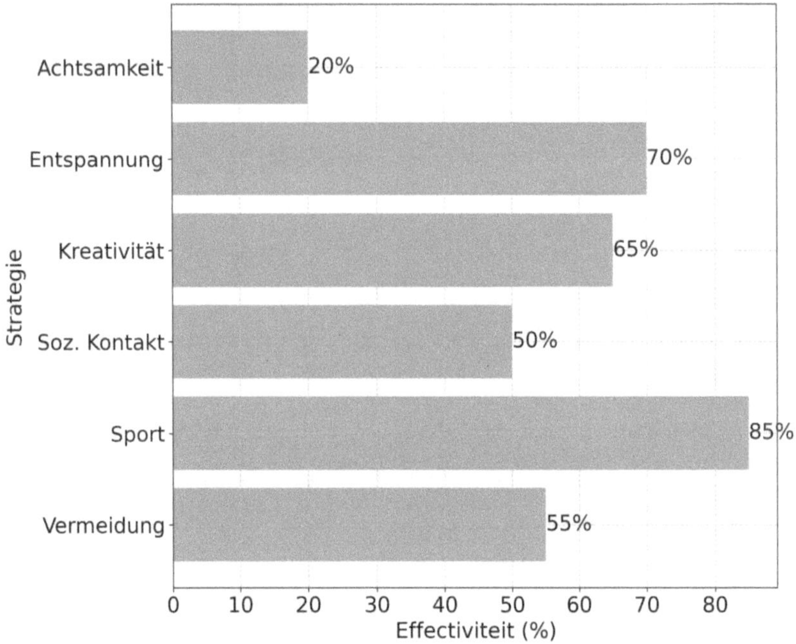

ACH: Achtsamkeit

ENT: Ontspanning

KRE: Creativiteit

SOS: Sociale steun

SPO: Sport

VER: Vermijding

Het horizontale staafdiagram illustreert de effectiviteit van verschillende stressbeheersingsstrategieën. Ontspanningsoefeningen laten de hoogste effectiviteit zien, gevolgd door lichamelijke activiteit en sociale steun. Mindfulness oefeningen en creatieve activiteiten vertonen een matige effectiviteit, terwijl het vermijden van stressvolle situaties de minste effectiviteit heeft. Dit suggereert dat actieve coping strategieën effectiever zijn in vergelijking met vermijding.

Alternatieve handelingen ontwikkelen

Alternatieve handelingen zijn centrale elementen in het proces van tabakontwenning. Ze helpen de gewoonte van roken te vervangen door nieuwe, gezonde gedragingen. Cruciaal is het herkennen van de persoonlijke triggers voor het roken: Wanneer grijpt men doorgaans naar de sigaret? Is het stress, verveling, sociale situaties of gewoon de gewoonte na het eten? [s70] Zodra deze triggers zijn geïdentificeerd, kunnen gerichte alternatieve handelingen worden ontwikkeld. Bij stress kan bijvoorbeeld een wandeling in de frisse lucht, een korte meditatie of het luisteren naar muziek helpen. In gezelschap kan kauwgom kauwen of een suikervrije snoepje zuigen de gebruikelijke hand-tot-mondbeweging vervangen. [s71] [s70] Regelmatige lichaamsbeweging vermindert bovendien aantoonbaar de behoefte aan nicotine en kan zo bijdragen aan een succesvolle ontwenning. [s72] Naast deze individuele strategieën zijn er groepsbehandelingen beschikbaar. De uitwisseling met andere rokers en ex-rokers creëert een ondersteunende omgeving en kan de motivatie versterken. [s73] De combinatie van verschillende methoden, zoals nicotinevervangende therapie en gedragsinterventies, verhoogt de kans op succes. [s71] [s70] Zo kan bijvoorbeeld het gebruik van nicotinepreparaten worden gecombineerd met deelname aan een groepsbehandeling en regelmatige lichaamsbeweging om zowel de lichamelijke als de psychische aspecten van de verslaving aan te pakken. Mindfulness-oefeningen helpen om gedachten en gevoelens die tot roken leiden bewuster waar te nemen en zo de drang naar de sigaret te vermijden. [s74] Door te leren deze emoties niet-oordelend te observeren, wordt het gemakkelijker om niet impulsief te reageren en in plaats daarvan terug te grijpen naar de aangeleerde alternatieve handelingen. Zo ontstaat er na verloop van tijd een nieuw gedragsrepertoire dat de oude gewoonte van roken duurzaam vervangt en de levenskwaliteit verbetert. [s75]

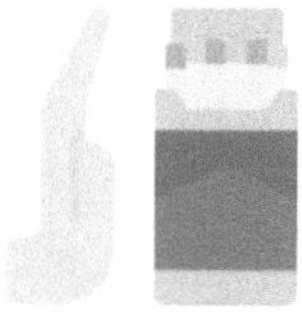

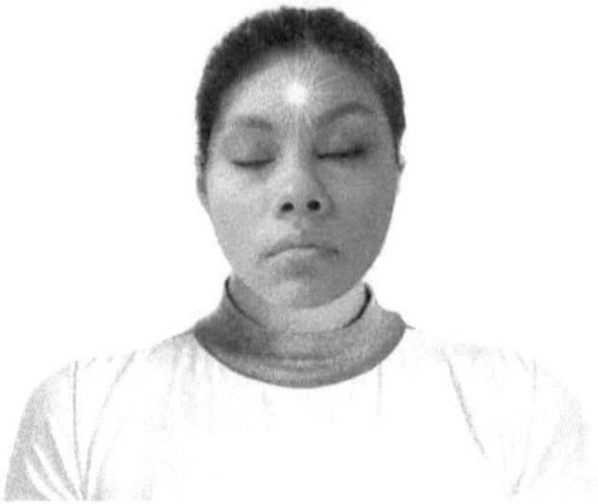

Meditatie [i12]

Gedragsinterventie

Gedragsinterventies zijn therapeutische maatregelen die gericht zijn op het veranderen van ongunstige gedragingen, zoals roken. Ze helpen bij het identificeren van triggers, het aanleren van nieuwe copingstrategieën en het voorkomen van terugvallen. In de context van tabakontwenning kunnen ze bijvoorbeeld de omgang met stress en de behoefte aan nicotine verbeteren.

Meditatie

Meditatie kan als alternatieve handeling worden ingezet om in stressvolle situaties, die anders tot roken zouden leiden, rust en ontspanning te vinden. Het helpt om de focus van de behoefte aan nicotine af te leiden en nieuwe copingmechanismen te ontwikkelen.

Mindfulness-oefeningen

Mindfulness-oefeningen ondersteunen de tabakontwenning door de waarneming van gevoelens en lichamelijke sensaties te trainen. Hierdoor wordt de behoefte aan een sigaret bewuster herkend en kan deze gemakkelijker worden gecontroleerd. Mindfulness helpt om in het huidige moment te blijven en niet toe te geven aan de automatische impulsen om te roken.

Effectieve Copingstrategieën voor Stoppen met Roken

Verdeling van succesvolle copingstrategieën tijdens het stoppen met roken.

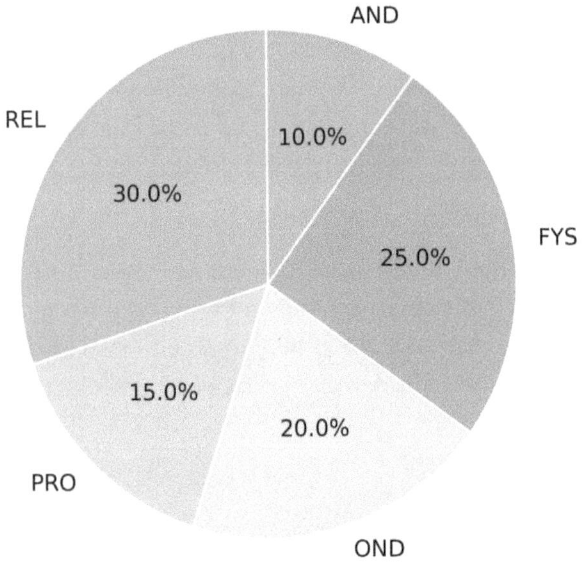

AND: Andere Strategieën (bijv. hobby's, afleiding)

OND: Ondersteuningssystemen (bijv. familie, vrienden, steungroepen)

REL: Ontspanningstechnieken (bijv. meditatie, diepe ademhaling)

FYS: Fysieke Activiteit (bijv. sporten, wandelen)

PRO: Professionele Hulp (bijv. therapie, counseling)

De gegevens benadrukken het belang van diverse copingmechanismen voor het stoppen met roken. Hoewel fysieke activiteiten en ontspanningstechnieken cruciaal zijn, zijn het betrekken van ondersteuningssystemen en het zoeken van professionele hulp even belangrijk. Dit benadrukt de noodzaak van een holistische benadering van stoppen met roken, waarbij individuele strategieën worden gecombineerd met externe ondersteuning.

Risicosituaties beheersen

Risicosituaties die een terugval in oude rookgewoonten bevorderen, kunnen succesvol worden aangepakt met gerichte strategieën. Zoals studies aantonen, kan yoga stress en negatieve emoties verminderen, wat de kans op een terugval verkleint [s76]. Het kalmerende effect van yoga-oefeningen helpt om in uitdagende momenten rust te bewaren en kalmer om te gaan met de drang naar nicotine. Door yoga te combineren met cognitieve gedragstherapie kan bovendien het zelfvertrouwen in de eigen capaciteit om te stoppen met roken worden versterkt [s76]. Naast yoga zijn er andere bewezen methoden voor terugvalpreventie (RP). De functionele analyse, een onderdeel van RP, helpt om de individuele triggers voor het roken te herkennen en alternatieve gedragingen te ontwikkelen [s77]. In plaats van in stresssituaties naar de sigaret te grijpen, kan men bijvoorbeeld een korte wandeling maken of ontspanningstechnieken toepassen. Daarnaast biedt Contingency Management (CM) de mogelijkheid om zichzelf te belonen voor rookvrije periodes, wat de motivatie verder vergroot [s77]. Een andere belangrijke strategie is Motivational Interviewing (MI), dat de eigen motivatie om te stoppen met roken versterkt en ondersteunt bij het omgaan met ambivalentie [s77]. Zo kan men bijvoorbeeld de voordelen van een rookvrij leven visualiseren en zich bewust maken van de redenen waarom men voor deze weg heeft gekozen. De combinatie van verschillende benaderingen, zoals yoga, RP, CM en MI, biedt dus een uitgebreid hulpmiddel om risicosituaties effectief te beheersen en op lange termijn rookvrij te blijven.

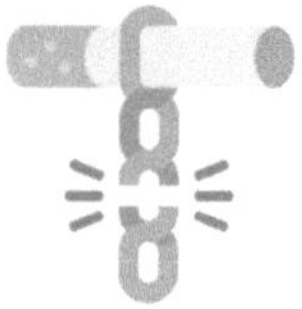

Goed om te weten

Contingency Management

Contingency Management is een gedragstherapeutische benadering waarbij positieve gedragsveranderingen, zoals de onthouding van roken, worden versterkt door beloningen. Dit kan de motivatie om te stoppen met roken verhogen en de kans op langdurig succes vergroten.

Cognitieve Gedragstherapie

De cognitieve gedragstherapie helpt om negatieve denkpatronen en gedragingen die met roken verband houden, te herkennen en te veranderen. Het ondersteunt de ontwikkeling van nieuwe copingstrategieën voor moeilijke situaties en versterkt het zelfvertrouwen in het omgaan met de rookdrang.

Functionele Analyse

De functionele analyse is een methode die helpt om de individuele triggers en onderhoudende factoren van het roken te identificeren. Door de relatie tussen roken en bepaalde situaties, gevoelens of gedachten te analyseren, kunnen gerichte strategieën voor gedragsverandering worden ontwikkeld.

Motivational Interviewing

Motivational Interviewing is een gespreksmethode die de eigen motivatie voor gedragsverandering, zoals het stoppen met roken, bevordert. De focus ligt op het oplossen van ambivalentie en het versterken van het zelfvertrouwen in de eigen capaciteit om de gewenste verandering te bereiken.

Risikosituaties bij het stoppen met roken

Frequentie en ernst van risikosituaties tijdens het stoppen met roken.

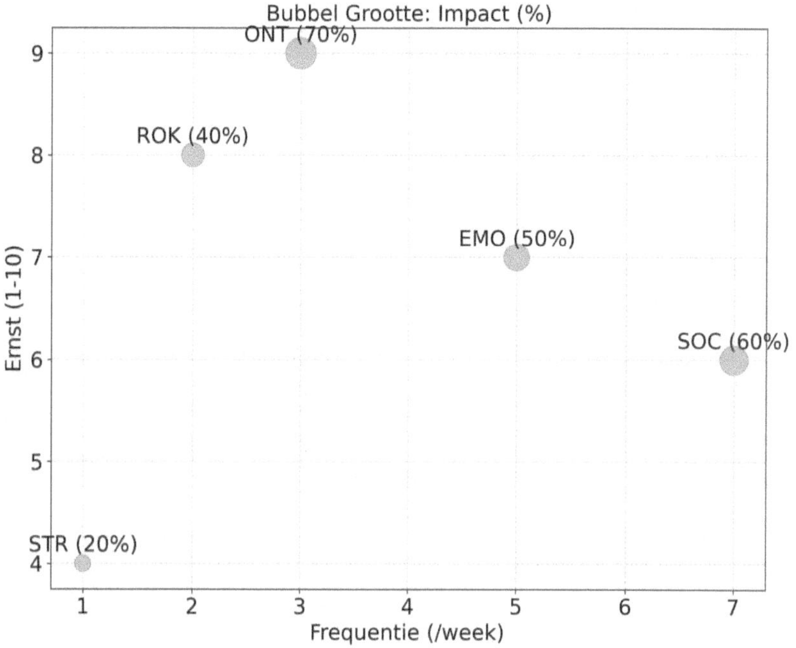

Blasengröße: Impact ((%))

EMO: Emotionele Triggers

ROK: Rooksignalen

STR: Stress

ONT: Ontwenningsverschijnselen

SOC: Sociale Gebeurtenissen

Het bubbeldiagram laat een correlatie zien tussen de frequentie en de ernst van risicosituaties die zich voordoen tijdens het stoppen met roken. Situaties met sociale gebeurtenissen komen vaak voor en kunnen een matige uitdaging vormen. Ontwenningsverschijnselen, hoewel minder frequent, vormen een hoge mate van ernst en zijn cruciaal om aan te pakken. Emotionele triggers zijn matig frequent en ernstig, wat wijst op een behoefte aan strategieën voor emotionele regulatie. Blootstelling aan rooksignalen, hoewel minder frequent dan sociale gebeurtenissen, kan voor sommige personen behoorlijk ernstig zijn.

Concrete adviezen

- Verander uw rookpauzes in bewuste micro-avonturen: Verken uw omgeving, ontdek nieuwe paden of observeer de natuur.
- Stel een 'zintuigenkoffer' samen: Vul deze met voorwerpen die uw zintuigen prikkelen – geurkaarsen, zachte stoffen, muziek.
- Schrijf uw gedachten en gevoelens over de rookdrang op: Het opschrijven helpt om de emoties te verwerken en afstand te nemen.
- Ontwikkel een persoonlijk rookvrij ritueel: Steek bijvoorbeeld een kaars aan en spreek een positieve zin uit.
- Verander uw gebruikelijke bewegingspatronen: Loop rond in de kamer tijdens het telefoneren of wiebel met uw voet.
- Gebruik de tijd die u wint door te stoppen met roken voor iets dat u echt plezier brengt, zoals lezen of muziek maken.
- Stel uzelf in uitdagende momenten de vraag: "Wat zou mijn toekomstige, rookvrije ik nu doen?"
- Verbind uw rookvrijheid met een sociale betrokkenheid: Zet u bijvoorbeeld in voor milieubescherming.
- Droom groot en stel een langetermijndoel dat u kunt financieren met het geld dat u bespaart op sigaretten.
- Ontwikkel een 'rookvrij-uitdaging' met vrienden of familie en motiveer elkaar.
- Verzamel positieve boodschappen en citaten over rookvrijheid en lees ze regelmatig.
- Creëer uw eigen 'rookvrij-beeld': Schilder of knutsel een afbeelding die uw motivatie symboliseert.
- Beloon uzelf met een ervaring die u al lang wilde doen, zoals een concertbezoek of een weekendtrip.

3. 2 Sociale omgeving

Uw sociale omgeving beïnvloedt uw rookstop aanzienlijk. Harmonieuze relaties en ondersteuning van familie en vrienden versterken uw motivatie en helpen u om uitdagingen te overwinnen. Tegelijkertijd kunnen negatieve invloeden, zoals groepsdruk of conflicten, de weg naar rookvrijheid bemoeilijken. Dit hoofdstuk belicht de kansen en risico's van uw sociale omgeving en laat u zien hoe u sociale dynamieken kunt benutten voor uw rookstop. Maak uw omgeving tot uw bondgenoot!

Een ondersteunende sociale omgeving werkt als een schild tegen de stress van het stoppen met roken.

Ondersteuning door Familie

Familiaire ondersteuning is een belangrijke factor voor het succes van een rookstop. Positieve sociale relaties, vooral binnen de familie, bevorderen de geestelijke gezondheid en verminderen stress [s78]. Deze ondersteuning heeft een positieve invloed op gezondheidsbevorderend gedrag, terwijl familiale stress de gezondheid negatief kan beïnvloeden [s78]. Concreet betekent dit dat een harmonieuze gezinssituatie en actieve ondersteuning door familieleden de kansen op een succesvolle rookstop vergroten. Een ondersteunende omgeving kan fungeren als een soort schild tegen de belasting van de ontwenningsverschijnselen. Familiaire ondersteuning kan vele vormen aannemen. Het varieert van emotionele steun – genegenheid, begrip en aanmoediging – tot praktische hulp en informatie over verslaving en behandelingsmogelijkheden [s79] [s80]. Zo kunnen familieleden bijvoorbeeld actief bijdragen aan de rookstop door zelf niet te roken, rookaccessoires uit het gezamenlijke huishouden te verwijderen of samen strategieën te ontwikkelen om hunkeringen te beheersen. Familieleden kunnen de betrokkenen ook helpen alternatieve bezigheden te vinden die afleiden van het roken. Het is belangrijk dat de ondersteuning is afgestemd op de individuele behoeften van de roker. [s81] verduidelijkt dat sommige mensen directe instructies en duidelijke taakverdelingen verkiezen, terwijl anderen meer emotionele steun en begrip nodig hebben. Familie-interventies kunnen de betrokkenen motiveren om een therapie te beginnen en de impact van de verslaving op het gezinssysteem te verminderen [s79]. De familie profiteert van informatie over verslaving, behandelmethoden en de uitdagingen van herstel [s79]. Familietherapie kan de communicatie verbeteren en de emotionele belasting van de gezinsleden verminderen [s79]. Familieleden leren hoe ze de betrokkenen kunnen ondersteunen zonder de verslaving te faciliteren. Zelfhulpgroepen bieden gezinnen de mogelijkheid om zich op hun eigen behoeften te concentreren en positieve veranderingen teweeg te brengen [s79]. Open gesprekken over de verslaving en het

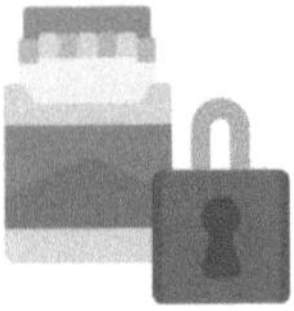

handhaven van gezinsroutine zijn bijzonder belangrijk wanneer ouders door verslaving worden getroffen [s79]. Zo kan de familie samen werken aan een gezondere toekomst. De kwaliteit van de familiale relaties is daarbij belangrijker dan de frequentie van het contact [s82]. Negatieve interacties binnen de familie kunnen het welzijn en het zelfbeeld aantasten [s82] en zo de rookstop verder bemoeilijken.

Goed om te weten

Behandelmethoden

Verschillende benaderingen voor de behandeling van verslaving, variërend van medicamenteuze ondersteuning tot gedragstherapie en zelfhulpgroepen. De keuze van de juiste methode hangt af van de individuele behoeften en de ernst van de verslaving.

Familiaire ondersteuning

Een ondersteunend familie netwerk kan de motivatie om te stoppen met roken versterken door emotionele geborgenheid, praktische hulp en begrip te bieden. Dit kan de stress tijdens de ontwenningsperiode verminderen en terugval voorkomen.

Familie-interventie

Gerichte interventies die de familie bij het rookstopproces betrekken, kunnen de communicatie verbeteren, de motivatie van de roker verhogen en de belasting voor alle gezinsleden verminderen. Ze bieden informatie over verslaving en copingstrategieën en bevorderen een gezamenlijk begrip.

Zelfhulpgroepen

Groepen van betrokkenen en familieleden die elkaar ondersteunen en hun ervaringen delen. Ze bieden een veilige ruimte om over de uitdagingen van verslaving te praten en copingstrategieën te ontwikkelen.

Soorten familiesteun bij stoppen met roken

Verdeling van soorten familiesteun voor het stoppen met roken.

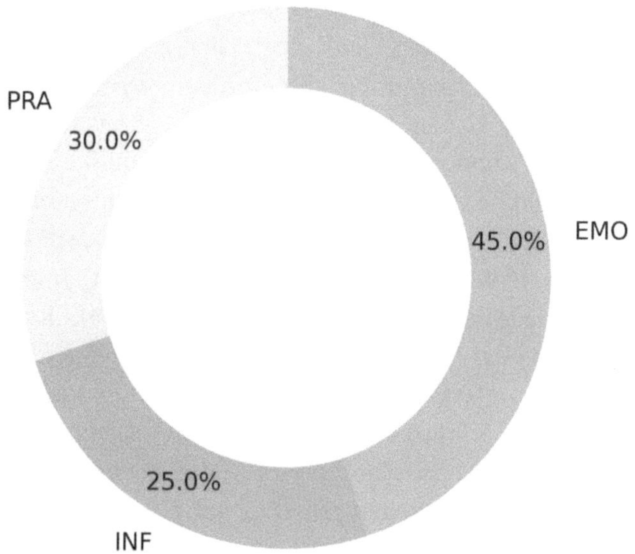

- EMO: Emotionele steun (Aanmoediging, empathie, begrip)
- INF: Informatieve ondersteuning (Het aanbieden van hulpmiddelen, advies, etc.)
- PRA: Praktische hulp (Helpen met klusjes, kinderopvang, etc.)

Emotionele steun vertegenwoordigt het grootste deel, wat het belang van empathie en aanmoediging benadrukt. Praktische hulp, hoewel kleiner, speelt een cruciale rol bij het vergemakkelijken van de stoppoging. Informatieve ondersteuning, hoewel aanwezig, suggereert potentieel voor meer educatie over hulpmiddelen en strategieën om te stoppen. Een evenwichtige aanpak die alle drie soorten ondersteuning omvat, leidt waarschijnlijk tot de meest succesvolle resultaten.

Rookvrije Zones creëren

Rookvrije zones in de eigen omgeving op te zetten, draagt aanzienlijk bij aan het succes van de tabaksontwenning. Omgevingen waar roken niet is toegestaan of ongewenst is, verminderen de verleiding en versterken de motivatie om abstinent te blijven [s83]. Dit geldt vooral voor plaatsen die tot nu toe met roken werden geassocieerd, zoals het eigen balkon, de auto of bepaalde sociale bijeenkomsten. Het opzetten van dergelijke zones kan plaatsvinden door duidelijke afspraken met gezinsleden, vrienden en collega's. Zo kunnen bijvoorbeeld gezamenlijke maaltijden of spelavonden expliciet rookvrij worden georganiseerd om nieuwe, positieve rituelen te vestigen. Bovendien vermindert de ruimtelijke scheiding van rookgelegenheden de kans om aan groepsdruk toe te geven of in oude gewoonten terug te vallen [s84]. Roken wordt zo steeds meer als een geïsoleerde handeling waargenomen en verliest aan sociale betekenis. Naast de privéomgeving is ook de inrichting van openbare ruimtes relevant. Rookverboden in restaurants, werkplekken of openbaar vervoer verminderen niet alleen de gezondheidsrisico's door passief roken, maar dragen ook bij aan de ontwenning door de mogelijkheden om te roken te beperken [s83]. De consequente uitvoering van dergelijke verboden in combinatie met voorlichtingscampagnes kan de maatschappelijke acceptatie van roken verder verlagen [s85]. Dit heeft vooral invloed op jongeren, die door een rookvrije omgeving minder aan sociale druk tot tabaksgebruik worden blootgesteld [s86]. De bewuste waarneming en het gebruik van rookvrije zones in het dagelijks leven ondersteunt dus het ontwenningproces en bevordert op lange termijn een gezonder leven. Vergelijkbaar met het vermijden van suikerhoudende dranken tijdens het afvallen, helpt het vermijden van rookomgevingen om terugvallen te voorkomen.

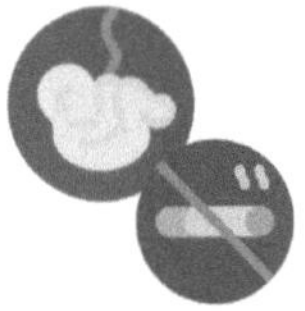

Invloed van rookvrije omgevingen op stopsucces

Relatieve succespercentages op basis van omgevingsveranderingen

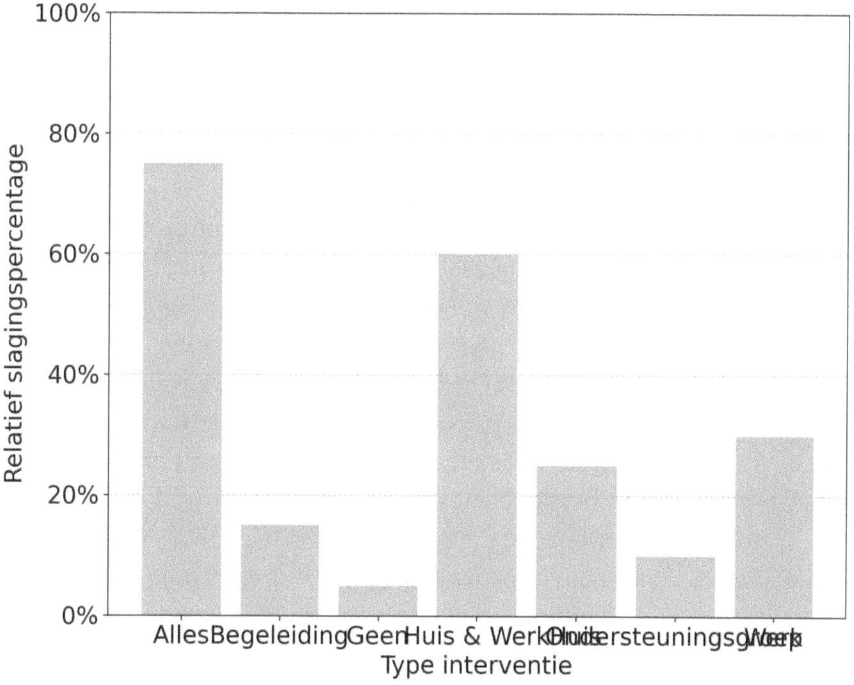

Alles: Alle interventies gecombineerd

Begeleiding: Alleen begeleiding

Geen: Geen interventie

Huis: Rookvrij huis

Huis & Werk: Rookvrij huis en werkplek

Ondersteuningsgroep: Steungroep

Werk: Rookvrije werkplek

Het implementeren van een alomvattend rookvrij beleid thuis en op de werkplek verhoogt de kans op stoppen aanzienlijk. Hoewel individuele begeleiding en steungroepen voordelen bieden, wordt hun effectiviteit versterkt wanneer ze worden gecombineerd met rookvrije omgevingen. Dit suggereert dat het verminderen van blootstelling aan rooksignalen en sociale druk cruciaal is om succesvol te stoppen.

Groepsdynamiek gebruiken

Groepsdynamiek kan zowel het stoppen met roken bevorderen als belemmeren. Positieve relaties en een ondersteunende omgeving vergroten de kans op een succesvolle afkick [s87]. De betrokkenheid van de sociale omgeving, met name van familie en vrienden, biedt emotionele steun en praktische hulp. Zo kunnen naasten bijvoorbeeld samen met de roker rookvrije zones in huis inrichten of nieuwe vrijetijdsactiviteiten uitproberen. Belangrijk is de actieve deelname van de omgeving aan de gedragsverandering, hetzij door aanmoediging, afleiding of het creëren van een tabaksvrije omgeving [s88]. Tegelijkertijd is het belangrijk om negatieve groepsinvloeden te minimaliseren. De druk om in bepaalde groepen te "moeten" roken, kan het stoppen voor rokers bemoeilijken [s89]. Conflicten met niet-rokers in de directe omgeving, bijvoorbeeld binnen het gezin, veroorzaken extra stress en kunnen het stoppen met roken in gevaar brengen [s89]. De acceptatie van roken varieert afhankelijk van de sociale context. In sommige kringen wordt roken nog getolereerd, terwijl het in andere verafschuwd wordt. Deze verschillende normen beïnvloeden de motivatie en het doorzettingsvermogen bij het stoppen met roken.

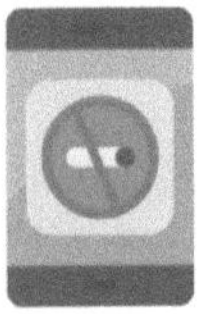

Daarom is een realistische inschatting van de eigen sociale omgeving belangrijk. Rokers moeten gericht ondersteuning zoeken bij personen die hun stoppoging positief kunnen begeleiden en situaties vermijden die de verleiding om te roken versterken. Zoals een goed geplande wandelroute omwegen vermijdt, zou de weg naar rookvrij zo min mogelijk sociale struikelblokken moeten bevatten. De bewuste vormgeving van de sociale omgeving vergroot de kans op een blijvende stopzetting van het roken. [s90]

Goed om te weten

Gedragsverandering

De actieve verandering van het rookgedrag vereist aanpassingen in de levensstijl en in de omgang met de sociale omgeving. De ondersteuning door familie en vrienden speelt een cruciale rol voor het succes van de rookstop.

Groepsdynamiek

De sociale omgeving, of ondersteunend of belemmerend, beïnvloedt het proces van de rookstop sterk. Positieve dynamieken in groepen kunnen motivatie en doorzettingsvermogen bevorderen, terwijl negatieve invloeden terugvallen kunnen aanmoedigen.

Motivatie

De motivatie voor een rookstop wordt beïnvloed door sociale normen en de steun in de omgeving. Een ondersteunende omgeving versterkt de motivatie en het doorzettingsvermogen.

Stress

Conflicten in de sociale omgeving, met name met betrekking tot het rookgedrag, kunnen stress veroorzaken en de rookstop in gevaar brengen. Een positieve en begripvolle omgeving kan helpen om stress te verminderen en de rookstop te vergemakkelijken.

Invloed van groepsgrootte op succes van stoppen met roken

Correlatie tussen groepsgrootte en stoppingspercentage.

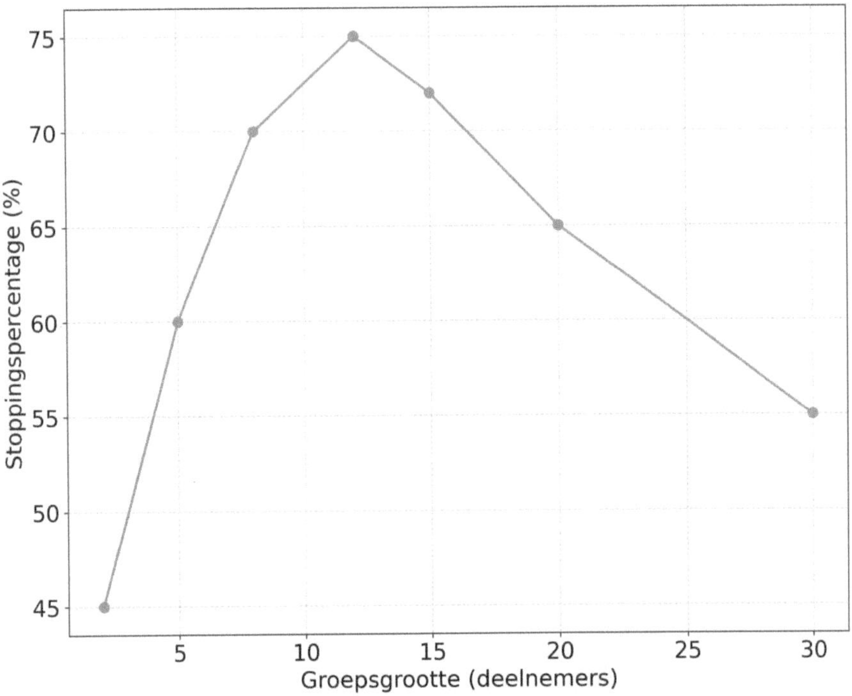

Deze grafiek suggereert een optimale groepsgrootte voor programma's om te stoppen met roken. Hoewel kleine groepen persoonlijke ondersteuning bieden, kunnen grotere groepen een gevoel van gemeenschap en gedeelde ervaring bevorderen, wat leidt tot hogere stoppingspercentages tot een bepaald punt. Te grote groepen kunnen echter de individuele aandacht verwateren en de effectiviteit verminderen. De gegevens benadrukken het belang van het vinden van de juiste balans voor de groepsgrootte om het stoppingsucces te maximaliseren.

Concrete adviezen

- Maak afspraken met vrienden en familie voor vaste tijden voor gezamenlijke activiteiten die roken uitsluiten, zoals een spelletjesavond of een bioscoopbezoek.
- Vraag uw sociale omgeving om u actief aan te spreken als u terugvalt in oude gedragspatronen.
- Deel uw ervaringen met niet-rokers in uw omgeving over hun strategieën voor stressbeheersing en laat u inspireren.
- Organiseer een gezamenlijke kookavond met vrienden en experimenteer met nieuwe, gezonde recepten die u helpen het roken te vergeten.
- Bezoek met uw partner of vrienden plaatsen die u positieve gevoelens geven en die u associeert met uw rookvrijheid.
- Leg uw omgeving uit waarom het stoppen met roken belangrijk voor u is en hoe zij u daarbij kunnen ondersteunen.
- Neem deel aan gezamenlijke activiteiten met niet-rokers om nieuwe sociale contacten te leggen en uw netwerk uit te breiden.

3. 3 Levensstijlaanpassing

Het dagelijks leven na het stoppen met roken brengt nieuwe uitdagingen en kansen met zich mee. Gewichtstoename, stemmingswisselingen en het omgaan met oude gewoonten zijn veelvoorkomende problemen. Levensstijlveranderingen, zoals aangepaste voeding en beweging, bieden effectieve strategieën om deze te beheersen en de gezondheid duurzaam te verbeteren. Lees verder en ontdek hoe u uw dagelijks leven rookvrij en gezond kunt maken.

Een succesvolle rookstop wordt duidelijk ondersteund door de combinatie van verschillende levensstijlveranderingen, zoals gezonde voeding en regelmatige lichaamsbeweging.

Voedingsverandering

Een voedingsverandering kan de rookstop ondersteunen en tegelijkertijd positieve effecten op de gezondheid hebben [s91]. De integratie van voedingsadvies in rookstopprogramma's kan de consumptie van fruit, groenten en ontbijtgranen verbeteren [s91]. Hoewel gewichtstoename na het stoppen met roken vaak voorkomt, kunnen duurzame voedingsveranderingen helpen deze te beheersen. Ondersteuning van adviseurs en groepen kan deelnemers helpen zowel met stoppen met roken als met het beheren van hun gewicht [s91]. Speciaal opgeleide adviseurs vergemakkelijken de integratie van voedingsadvies in bestaande programma's. Een voedingsverandering in het kader van rookstop moet gericht zijn op volwaardige, voedingsrijke voedingsmiddelen. Een vetarm, vegetarisch dieet met een vetpercentage van ongeveer 10% kan, in combinatie met beweging, stressmanagement en psychosociale ondersteuning, bijdragen aan de regressie van coronaire atherosclerose [s92]. Dit toont aan hoe sterk de invloed van voeding is op de cardiovasculaire gezondheid. Een dieet rijk aan fruit, groenten, vis, mager vlees en vetarme zuivelproducten verlaagt de bloeddruk en het risico op hart- en vaatziekten [s93]. Volkorenproducten, noten en gezonde vetten dragen ook bij aan het verlagen van het risico op cardiovasculaire gebeurtenissen. Regelmatige consumptie van noten als

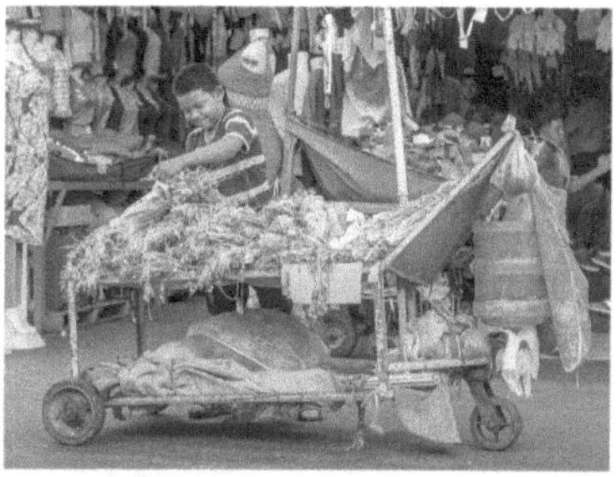

Groenten [i13]

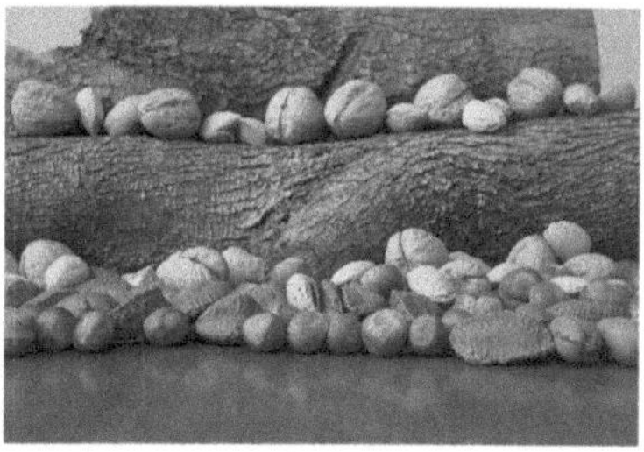

Noten [i14]

tussendoortje in plaats van suikerhoudende snacks kan een eenvoudige maar effectieve verandering zijn. Zo kan een voedingsverandering niet alleen de algehele gezondheid bevorderen, maar ook het risico op aandoeningen die door roken worden verergerd, verminderen. Diëten zoals het mediterrane dieet of het DASH-dieet, die rijk zijn aan fruit, groenten, vis en volkorenproducten, verlagen het risico op type 2 diabetes en hartziekten [s94].

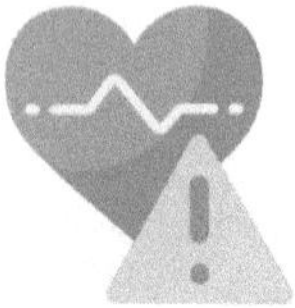

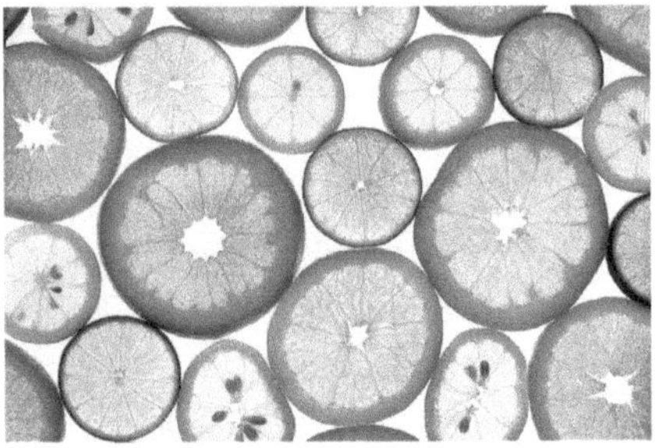

Fruit [i15]

Cardiovasculaire Gezondheid

De cardiovasculaire gezondheid profiteert sterk van een gezond dieet en rookvrij zijn. Een uitgebalanceerd dieet kan de regeneratie van het hart- en vaatstelsel na het stoppen met roken ondersteunen.

DASH-Dieet

Het DASH-dieet (Dietary Approaches to Stop Hypertension) is een voedingsplan dat is ontwikkeld om de bloeddruk te verlagen. Het is rijk aan fruit, groenten, volkorenproducten en vetarme zuivelproducten en arm aan natrium, verzadigde vetzuren en suiker. Het kan helpen de negatieve effecten van roken op de bloeddruk te verminderen.

Vegetarisch Dieet

Een vegetarisch dieet kan het lichaam ondersteunen bij ontgifting en het risico op door roken veroorzaakte ziekten verlagen. Het levert belangrijke voedingsstoffen en kan het algemene welzijn verhogen.

Voedingsadvies

Voedingsadvies kan helpen gezonde eetgewoonten te ontwikkelen die de behoefte aan sigaretten verminderen en gewichtstoename na het stoppen met roken kunnen voorkomen.

Nieuwe voedingsgewoonten na stoppen met roken

Verdeling van nieuwe voedingsgewoonten na het stoppen met roken.

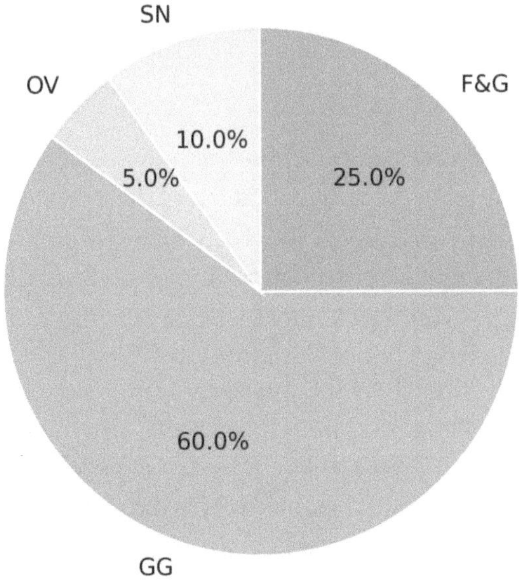

F&G: Verhoogde consumptie van fruit en groenten

OV: Overige veranderingen in het voedingspatroon

GG: Gezondere voeding (evenwichtige maaltijden, thuis koken)

SN: Verhoogde snackconsumptie (snoep, zoute snacks)

Het grootste deel van de personen heeft gezondere eetgewoonten aangenomen, wat wijst op een positieve verschuiving naar een verbeterd algemeen welzijn. Verhoogde consumptie van groenten en fruit suggereert een focus op voedsel rijk aan voedingsstoffen. Hoewel sommige personen zich tot snacks wendden, suggereert het relatief kleine aandeel dat dit niet de dominante trend is. Deze gegevens benadrukken de verschillende manieren waarop mensen hun dieet aanpassen na het stoppen met roken, met een duidelijke nadruk op gezondere keuzes.

Bewegingsroutines opzetten

Lichamelijke activiteit biedt diverse voordelen tijdens en na het stoppen met roken. Het kan niet alleen helpen om het gewicht te beheersen – een veelvoorkomend aspect dat ex-rokers zorgen baart – maar ook de stemming verbeteren en stress verminderen. Vooral in ontwenningfases, waarin onrust en prikkelbaarheid kunnen optreden, heeft sport een balancerend effect en verbetert het het algemene welzijn. Bovendien versterkt regelmatige training het hart- en vaatstelsel en de longfunctie, gebieden die vaak door roken worden aangetast. [s95] Beweging bevordert ook de doorbloeding en zuurstoftoevoer naar het lichaam, wat leidt tot meer energie en concentratievermogen. Een trainingsplan moet individueel worden opgesteld en rekening houden met persoonlijke voorkeuren en de huidige fitnessstatus. Het is raadzaam om te beginnen met gematigde activiteiten en de intensiteit en duur van de trainingseenheden geleidelijk te verhogen. Activiteiten zoals snelwandelen, zwemmen of fietsen zijn onder andere geschikt voor beginners en kunnen goed in het dagelijks leven worden geïntegreerd. Regelmaat is belangrijk. In plaats van bijvoorbeeld op één dag intensief te trainen en vervolgens meerdere dagen te pauzeren, zijn kortere, maar frequentere sporteenheden effectiever. Al 30 minuten gematigde beweging op de meeste dagen van de week kan positieve effecten hebben. [s95] De integratie van beweging in het dagelijks leven kan worden vergemakkelijkt door vaste afspraken in de agenda, het zoeken naar een trainingspartner of deelname aan een sportcursus. Langdurig gevestigde bewegingsroutines dragen niet alleen bij aan een succesvolle rookstop, maar bevorderen ook duurzaam de gezondheid en het algemene welzijn.

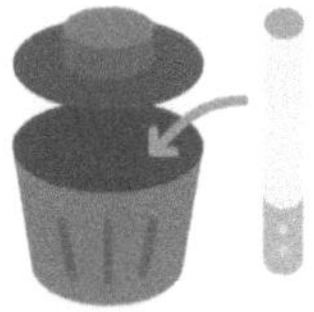

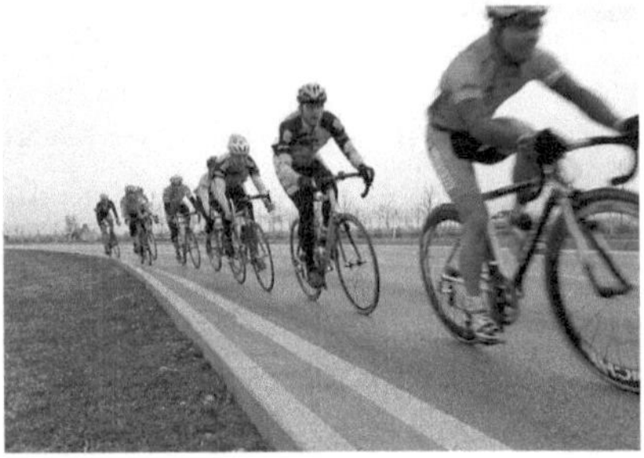

Fietsen [i16]

Goed om te weten

Bewegingsroutines

Regelmatige lichamelijke activiteiten die in het dagelijks leven zijn geïntegreerd. Bewegingsroutines helpen om de stress die door nicotineontwenning wordt veroorzaakt te verminderen en de behoefte aan sigaretten te verlagen, waardoor ze de rookstop ondersteunen.

Ex-roker

Personen die vroeger rookten en nu proberen tabakvrij te leven. Een levensstijlverandering is vaak noodzakelijk om op lange termijn rookvrij te blijven.

Fitnessstatus

De lichamelijke conditie van een persoon die zijn of haar vermogen tot sportieve activiteiten beïnvloedt. Bij het aanpassen van de levensstijl in het kader van de rookstop is het belangrijk om rekening te houden met de huidige fitnessstatus om overbelasting te voorkomen en de motivatie te behouden.

Trainingseenheden

Individuele sporteenheden die deel uitmaken van een trainingsplan. De duur en intensiteit van de trainingseenheden moeten geleidelijk worden aangepast tijdens de levensstijlverandering om het lichaam niet te overbelasten en de rookstop te ondersteunen.

Populaire trainingskeuzes voor verandering van levensstijl

Oefenfrequentie tijdens stoppen met roken

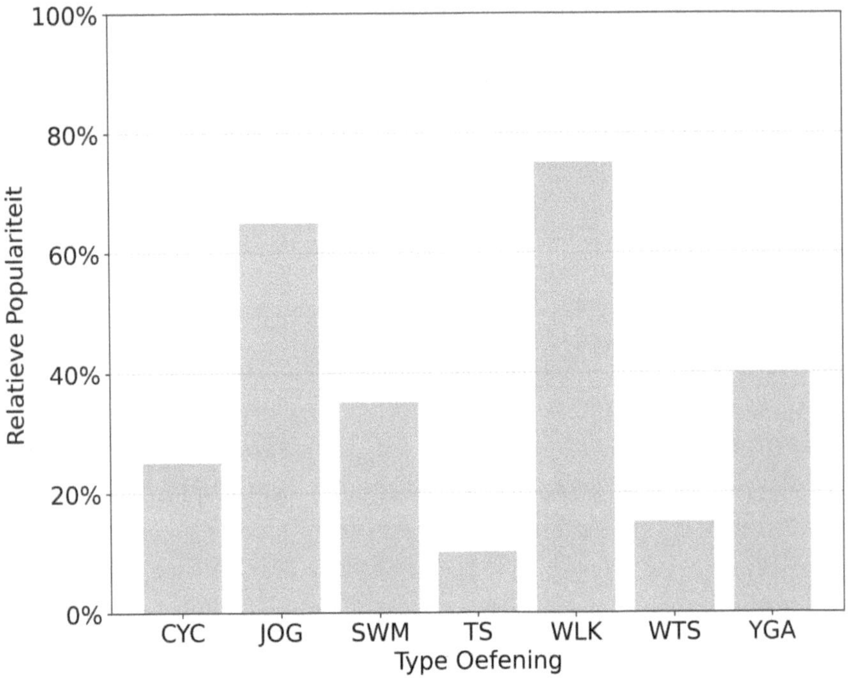

CYC: Fietsen

JOG: Hardlopen

SWM: Zwemmen

TS: Teamsporten

WLK: Wandelen

WTS: Krachttraining

YGA: Yoga

Wandelen en hardlopen zijn de meest gekozen oefeningen, waarschijnlijk vanwege hun toegankelijkheid en gemakkelijke integratie in de dagelijkse routine. Yoga en zwemmen zijn matig populair, misschien aantrekkelijk voor diegenen die stressvermindering of activiteiten met weinig impact zoeken. Teamsporten en gewichtheffen komen minder vaak voor, mogelijk als gevolg van tijdgebrek of een voorkeur voor individuele oefeningen tijdens deze periode van verandering. Het aanmoedigen van deelname aan verschillende activiteiten kan individuen verder ondersteunen bij het stoppen met roken.

Concrete adviezen

- Ontdek de verscheidenheid aan alcoholvrije dranken en creëer je persoonlijke favoriete cocktails zonder alcohol.
- Zet een gezellige leesplek in en duik in spannende verhalen in plaats van naar een sigaret te grijpen.
- Leer een nieuw ambacht zoals pottenbakken of breien om je handen bezig te houden en tegelijkertijd creatief te zijn.
- Bezoek regelmatig een boerenmarkt en laat je inspireren door verse, regionale producten voor nieuwe, gezonde gerechten.
- Integreer korte beweegmomenten in je werkdag: sta op tijdens het telefoneren of maak een wandeling in je lunchpauze.
- Plan een uitstapje naar de natuur en geniet van de frisse lucht en de rust om de rookverlangen tegen te gaan.
- Ontdek de wereld van thee: experimenteer met verschillende soorten en vind je persoonlijke lievelingsthee voor ontspannen momenten.
- Geef oude kledingstukken die naar rook ruiken een nieuwe bestemming: upcycle ze of geef ze weg.
- Creëer een nieuw avondritueel: geniet van een ontspannend bad met etherische oliën of luister naar rustgevende muziek.
- Leer een nieuwe taal of volg een online cursus om je geestelijke fitheid te bevorderen en nieuwe doelen te stellen.
- Zet je in als vrijwilliger en help andere mensen: dit versterkt je zelfvertrouwen en leidt af van de rookverlangen.
- Vier je rookvrije weken en maanden met een bijzondere ervaring die je al lange tijd wenst.
- Laat je inspireren door de successen van anderen en wissel ervaringen uit met mensen die ook rookvrij leven.

Terugblik - 3. Rookvrij in het dagelijks leven

De weg naar rookvrijheid is een persoonlijke reis die vastberadenheid en de juiste strategie vereist. Stress, vaak een vermeende reden om te roken, kan effectiever worden aangepakt met alternatieve methoden. In plaats van naar de sigaret te grijpen, kunt u ontspanningstechnieken zoals diep ademhalen of mindfulness-oefeningen leren om in stressvolle momenten rust te vinden. Lichamelijke activiteit, of het nu een wandeling in het park is of een korte yogasessie, vermindert stresshormonen en bevordert de afgifte van gelukshormonen. Ook cognitieve gedragstherapie biedt hulpmiddelen om negatieve denkpatronen die tot roken leiden te herkennen en te veranderen. U leert uw persoonlijke stressfactoren te identificeren en constructieve oplossingen te ontwikkelen.

Naast stressmanagement speelt de ontwikkeling van vervangende gedragingen een cruciale rol. Analyseer uw rookgedrag en ontdek in welke situaties u typisch naar de sigaret grijpt. Deze momenten bieden de kans om nieuwe, gezonde gewoonten te vestigen. Een suikervrije snoep kan de sigaret na het eten vervangen, terwijl een korte wandeling in de frisse lucht de rookpauze op kantoor vervangt. Gebruik de gewonnen tijd voor activiteiten die u plezier brengen en uw welzijn bevorderen, zoals een nieuwe hobby of meer tijd met vrienden en familie. De combinatie van verschillende strategieën, zoals nicotinevervangingstherapie en gedragsinterventies, vergroot uw kansen op succes.

Het is bijzonder belangrijk om risicosituaties die een terugval kunnen bevorderen vroegtijdig te herkennen en te beheersen. Reflecteer op uw persoonlijke zwakheden en ontwikkel concrete actieplannen. In gezelschap waar de sociale druk om te roken hoog kan zijn, helpt het bijvoorbeeld om van tevoren met vrienden en familie over uw rookstop te praten en om hun steun te vragen. Beloon uzelf voor rookvrije periodes om uw motivatie te versterken. Visualiseer de voordelen van een rookvrij leven en herinner uzelf in uitdagende momenten aan uw redenen voor het stoppen.

Een ondersteunende sociale omgeving, vooral de familie, is een waardevolle metgezel op uw weg naar rookvrijheid. Open communicatie over uw behoeften en uitdagingen vergemakkelijkt het voor uw dierbaren om u te ondersteunen. Vraag hen bijvoorbeeld om in het gezamenlijke huishouden geen sigaretten te bewaren en samen met u rookvrije zones in te richten. De uitwisseling met andere rokers en ex-rokers in zelfhulpgroepen kan u extra kracht en motivatie geven. Schroom niet om professionele hulp in te schakelen. Voedingsadvies en bewegings therapie kunnen u helpen uw levensstijl positief te veranderen en uw gezondheid duurzaam te versterken. De weg naar rookvrijheid kan uitdagingen met zich meebrengen, maar met de juiste strategie en ondersteuning bereikt u uw doel en wint u een gezonder, vervullender leven.

4. Geslachtsspecifieke aspecten

Waarom valt het sommige mensen gemakkelijker dan anderen om te stoppen met roken? Het antwoord ligt vaak dieper dan alleen de wilskracht - het heeft veel te maken met het biologische en sociale geslacht. Vrouwen en mannen verschillen niet alleen in hun rookgewoonten, maar ook in hun motivaties en kansen op succes bij het stoppen. Terwijl de nicotineverslaving voor alle mensen vergelijkbare biochemische basis heeft, spelen geslachtsspecifieke factoren een cruciale rol bij de keuze van de optimale stopstrategie. Dit hoofdstuk belicht de essentiële verschillen en toont aan hoe ze de weg naar een rookvrij leven beïnvloeden.

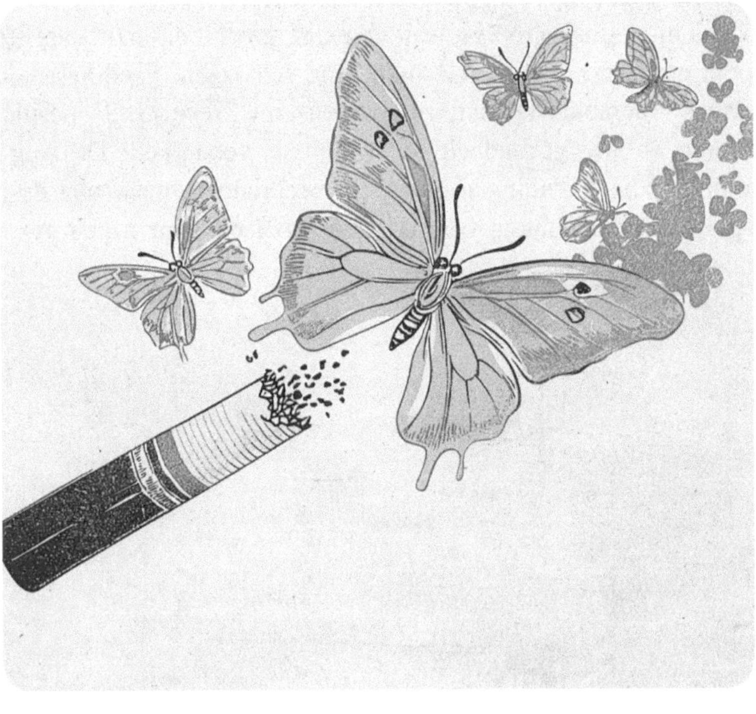

4. 1 Bijzonderheden bij vrouwen

Rookstop voor vrouwen verloopt vaak anders dan voor mannen vanwege hormonale invloeden en psychosociale factoren. Hormonale schommelingen, met name in verband met oestrogeen en progesteron, beïnvloeden de nicotinebehoefte en kunnen de effectiviteit van stopstrategieën veranderen. Daarnaast spelen de angst voor gewichtstoename en de behoefte aan emotionele ondersteuning een belangrijke rol. Deze bijzonderheden vereisen aangepaste strategieën voor een succesvolle rookstop. Het rekening houden met hormonale en psychische factoren maakt het mogelijk om individuele obstakels te overwinnen en de kans op succes aanzienlijk te verbeteren. Lees verder om de specifieke uitdagingen en kansen van rookstop voor vrouwen te begrijpen en uw weg naar een rookvrij leven te vinden.

De vrouwelijke cyclus beïnvloedt het stoppen met roken; de late luteale fase (hoge progesteronspiegels) kan de afkickperiode vergemakkelijken.

Hormonale invloeden

Hormonale schommelingen beïnvloeden de rookstop bij vrouwen aanzienlijk. Het vrouwelijke lichaam verwerkt nicotine sneller dan het mannelijke, vooral bij gelijktijdige inname van hormonale anticonceptie [s96] [s97] [s98]. Deze snellere stofwisseling kan de effectiviteit van nicotinevervangende therapieën verminderen en de behoefte aan sigaretten versterken [s97]. Oestrogeenspiegels lijken direct verband te houden met de behoefte en beloning door nicotine [s97]. Daarom kan in fasen van verhoogde oestrogeenspiegels, zoals tijdens bepaalde menstruatiefasen, de behoefte aan nicotine bijzonder sterk zijn [s99]. Progesteron daarentegen lijkt een dempend effect op de rookbehoefte te hebben [s99]. Wie een rookstop plant, moet rekening houden met deze hormonale schommelingen. Een rookstop in de late luteale fase, waarin het progesteron niveau hoog is, kan de afkickperiode vergemakkelijken [s99]. Daarnaast bemoeilijken - angst voor gewichtstoename - stemmingswisselingen - de verhoogde behoefte aan emotionele ondersteuning de afkickperiode voor vrouwen [s97]. Naast de fysiologische factoren kunnen ook sociale factoren een rol spelen. Vrouwen ervaren vaker discriminatie, wat een negatieve invloed kan hebben op de stemming en cognitieve vaardigheden tijdens de afkickperiode [s100]. Deze factoren kunnen de afkickperiode verder bemoeilijken en moeten in de planning en uitvoering worden meegenomen.

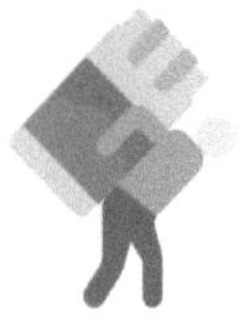

Goed om te weten

Hormonale anticonceptie
Hormonale anticonceptie zoals de pil kan de afbraak van nicotine in het lichaam versnellen, wat de rookbehoefte en de moeilijkheid van de afkickperiode beïnvloedt.

Luteale fase
De luteale fase is de tweede helft van de menstruatiecyclus, waarin het progesteron niveau verhoogd is, wat de rookstop kan vergemakkelijken.

Nicotinevervangende therapie
Nicotinevervangende therapie gebruikt producten zoals nicotinepleisters of -kauwgom om het lichaam geleidelijk van nicotine af te helpen. De effectiviteit kan worden beïnvloed door de snellere afbraak van nicotine bij vrouwen, vooral in combinatie met hormonale anticonceptie.

Progesteron
Progesteron, een ander vrouwelijk geslachtshormoon, kan in tegenstelling tot oestrogeen de rookbehoefte verminderen en zo de rookstop positief beïnvloeden.

Hormonale invloed op verlangens

Correlatie tussen oestrogeenspiegels en hunkering naar sigaretten gedurende een menstruatiecyclus.

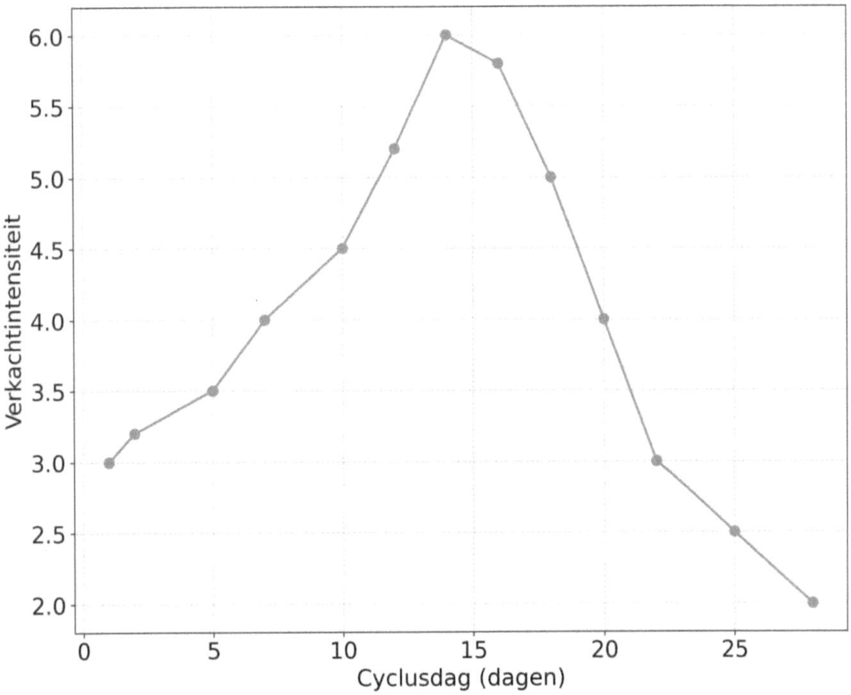

Deze grafiek suggereert een cyclisch patroon in de intensiteit van het verlangen, mogelijk correlerend met fluctuerende oestrogeenspiegels. De pieken geven perioden aan van verhoogde kwetsbaarheid voor terugval, wat het belang van gerichte ondersteuning gedurende deze tijden benadrukt. De gegevens suggereren ook dat het verlangen over het algemeen lager is tijdens de luteale fase (hogere progesteron).

Gewichtscontrole

De angst voor gewichtstoename is voor veel vrouwen een grote hindernis bij het stoppen met roken. In feite meldt tot 75% van de vrouwelijke rokers dat ze niet meer dan 2,3 kg willen aankomen [s101]. Deze vrees kan niet alleen de start van een afkickproces verhinderen, maar ook leiden tot terugval [s101]. Studies tonen aan dat vrouwen met gewichtsproblemen tijdens de afkickfase sterkere ontwenningsverschijnselen ervaren en vaker terugvallen [s101]. Daarom is het belangrijk om strategieën voor gewichtscontrole in het rookstopprogramma te integreren [s102]. Lichamelijke activiteit, zoals yoga, kan helpen om zowel gewichtstoename te voorkomen als de mentale gezondheid te verbeteren, wat de kans op succes bij het stoppen met tabak vergroot [s103]. Bovendien kunnen verhaltensinterventionen, gericht op een gezond dieet en meer beweging, de gewichtstoename verminderen zonder de onthouding in gevaar te brengen [s104]. Een gestructureerd voedingsplan met regelmatige maaltijden en voldoende beweging kan het risico op gewichtstoename minimaliseren. Vooral vrouwen met een binge-eatingstoornis en gelijktijdige overgewicht lopen risico om na het stoppen met roken aan te komen [s105]. Voor deze vrouwen is gerichte therapie voor de eetstoornis aan te raden om alternatieve copingmechanismen voor stress te leren en regelmatige eetgewoonten te ontwikkelen [s105]. Stresssituaties, zoals het verlies van een dierbare, kunnen zowel het eetgedrag als de rookverlangen versterken [s105]. De combinatie van rookstop en de behandeling van eetstoornissen kan dus de gewichtscontrole ondersteunen en de kans op terugval verminderen [s105]. Interventies die negatieve emoties met betrekking tot gewicht en lichaamsbeeld verminderen, kunnen de kans op succes verder verbeteren [s101].

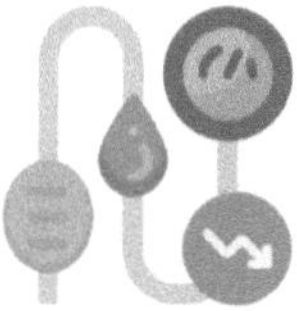

Goed om te weten

Binge-eatingstoornis

Eetstoornis die wordt gekenmerkt door terugkerende episodes van eetbuien, waarbij grote hoeveelheden voedsel in korte tijd worden geconsumeerd. Deze episodes gaan vaak gepaard met een gevoel van verlies van controle en kunnen schaamte- en schuldgevoelens oproepen. De binge-eatingstoornis kan het stoppen met roken bemoeilijken, omdat eten als vervangende bevrediging voor de sigaret kan dienen.

Gewichtsverandering tijdens stoppen met roken bij vrouwen

BMI-ontwikkeling bij vrouwen tijdens het stoppen met roken, gecategoriseerd op copingmechanismen.

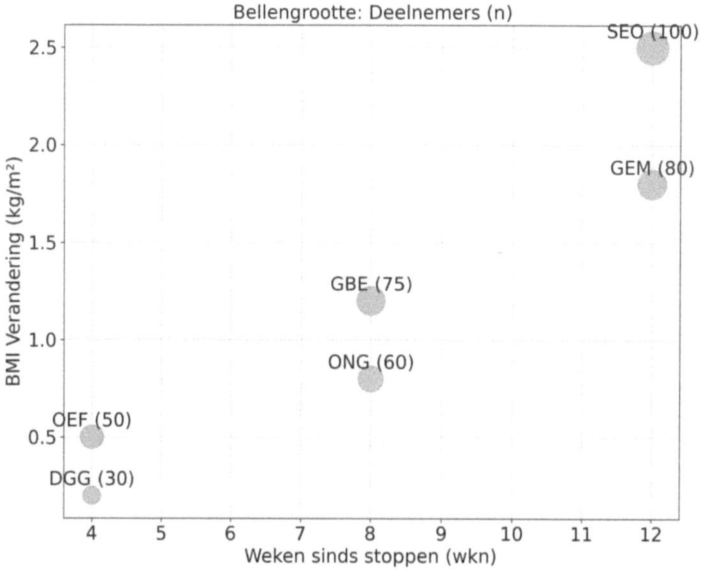

Blasengröße: Deelnemers (n)

DGG: Dieet en gezonde gewoonten	GBE: Gebalanceerde benadering
GEM: Medicatieondersteund	OEF: Focus op lichaamsbeweging
ONG: Ondersteuningsgroepen	SEO: Stress-eten

De grafiek geeft een trend aan naar een verhoogde BMI tijdens het stoppen met roken. Vrouwen die stress-eten als copingmechanisme gebruiken, laten de grootste BMI-stijging zien, terwijl vrouwen die zich richten op lichaamsbeweging en gezonde voeding kleinere veranderingen ervaren. Dit benadrukt het belang van het integreren van gezonde leefstijlkeuzes tijdens het stoppen met roken om potentiële gewichtstoename te beperken.

Concrete adviezen

- Gebruik de cyclusgebonden hormoonschommelingen in uw voordeel: Plan uw rookstop in de tweede helft van de cyclus, wanneer progesteron helpt om de drang te verminderen.
- Verwen uzelf in fasen van verhoogde rookdrang met een ontspannend bad met lavendelolie – dat kalmeert en vermindert stress.
- Houd een cyclusdagboek bij om uw persoonlijke pieken en dalen van de rookdrang te herkennen en gericht tegen te sturen.
- Ontwikkel voor elke cyclusfase individuele strategieën: Beweging bij PMS, ontspanning tijdens de menstruatie.
- Praat openlijk met vrouwen in uw omgeving over de hormonale uitdagingen bij het stoppen met roken en deel ervaringen.
- Versterk uw zelfzorg in de eerste helft van de cyclus: Gun uzelf voldoende slaap, gezonde voeding en weldadige activiteiten.
- Maak gebruik van de kracht van vrouwelijke rituelen: Creëer een rookvrije thee van vrouwenmantel en duizendblad, die u ondersteunt tijdens de overgang.
- Zoek een rookstop-mentor die de hormonale bijzonderheden van vrouwen begrijpt en u individueel begeleidt.
- Vier uw rookvrije dagen met een ritueel dat uw vrouwelijkheid versterkt – een nieuwe jurk, een bezoek aan de schoonheidssalon.
- Vertrouw op de kracht van de gemeenschap: Richt een rookvrije kring op met andere vrouwen en ondersteun elkaar.
- Ontwikkel een individueel mantra dat uw vrouwelijke kracht benadrukt en u kracht geeft in momenten van verlangen.
- Visualiseer hoe u door het stoppen met roken uw innerlijke balans en uw vrouwelijke welzijn versterkt.

4. 2 Bijzonderheden bij mannen

Mannen verbinden roken vaak met kracht en controle. Het stoppen met roken kan daarom worden geïnterpreteerd als een verlies van deze eigenschappen en de prestatiedruk vergroten. Tegelijkertijd beïnvloeden sociale verwachtingen en rolmodellen het rookgedrag en bemoeilijken ze de afkickperiode. Het lichaam reageert op de nicotineontwenning met diverse, soms uitdagende veranderingen. Dit hoofdstuk belicht de geslachtsspecifieke aspecten van het stoppen met roken bij mannen en effent de weg naar een rookvrij, zelfbepaald leven.

Mannen ervaren het stoppen met roken vaak als een uitdaging voor hun mannelijkheid, omdat roken ten onrechte wordt geassocieerd met kracht en controle. Het afkicken kan daarom gepaard gaan met druk en het gevoel van verlies van controle. Het is belangrijk om dit rolbeeld in vraag te stellen en de positieve effecten van het stoppen met roken op de gezondheid en het zelfvertrouwen te benadrukken.

Omgaan met prestatiedruk

Veel mannen associëren roken met succes, kracht en controle. Het stoppen met roken kan daarom worden geïnterpreteerd als een teken van zwakte en verlies van controle, wat de prestatiedruk versterkt. [s106] Deze druk kan zich op verschillende levensgebieden manifesteren: op het werk, in de familie of in de vriendenkring. Om deze vicieuze cirkel te doorbreken, is het belangrijk om de relatie tussen roken en prestatie in twijfel te trekken. Nicotine verhoogt de prestaties niet, maar schaadt deze op de lange termijn. Richt u in plaats daarvan op de werkelijke voordelen van stoppen met roken: meer energie, verbeterde fysieke fitheid en een verhoogd zelfvertrouwen door het succesvol overwinnen van de verslaving. Deze positieve effecten versterken het zelfvertrouwen en verminderen de druk om zich via sigaretten te definiëren. Een strategie om de druk te verlagen, is het stellen van realistische doelen. In plaats van een radicale breuk na te streven, kunnen geleidelijke verminderingen van het tabaksgebruik helpen om successen te ervaren en de motivatie te verhogen. Een man die dagelijks 20 sigaretten rookt, kan zich bijvoorbeeld voornemen om in de eerste week nog maar 15 te roken, in de tweede week 10, enzovoort. Deze methode maakt het mogelijk om het proces gecontroleerd te laten verlopen en positieve ervaringen op te doen, wat op zijn beurt de prestatiedruk vermindert. [s106] Daarnaast kan het nuttig zijn om het stoppen met roken als een sportieve wedstrijd met zichzelf te beschouwen. Documenteer uw voortgang, beloon uzelf voor behaalde mijlpalen en analyseer tegenslagen om daarvan te leren. Zo verandert u de druk in een positieve uitdaging en versterkt u uw zelfeffectiviteit.

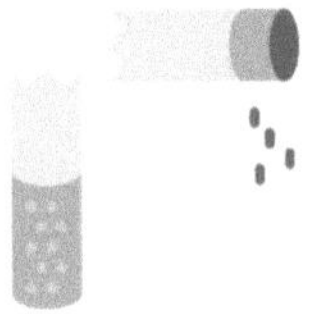

Ondersteuning van vrienden, familie of selbsthilfegruppen kan ook de druk verlichten en nieuwe strategieën voor coping bieden. Open communicatie over de eigen moeilijkheden en successen verlicht en versterkt het gemeenschapsgevoel. Het is belangrijk om de strategie te vinden die bij u past en zich niet door tegenslagen te laten ontmoedigen. Elke stap richting rookvrij zijn is een succes en draagt bij aan het langdurig overwinnen van prestatiedruk en het leiden van een gezonder, zelfbepaalder leven.

Goed om te weten

Nicotine

Nicotine is een verslavende stof in tabak die het beloningssysteem in de hersenen activeert en zo tot afhankelijkheid leidt. Bij mannen kan het dopaminegebrek door nicotineontwenning leiden tot verergerde ontwenningsverschijnselen zoals prikkelbaarheid, concentratieproblemen en een verhoogde eetlust.

Zelfvertrouwen

Zelfvertrouwen beschrijft de eigen beoordeling van de persoonlijkheid en de eigen waarde. Een laag zelfvertrouwen kan het stoppen met roken voor mannen bemoeilijken, omdat roken ten onrechte wordt gebruikt als middel tot zelfbevestiging en stressverlichting. Het succesvol overwinnen van de rookverslaving kan het zelfvertrouwen duurzaam versterken.

Omgaan met druk tijdens het stoppen met roken: strategieën voor mannen

Vergelijking van copingmechanismen die door mannen worden gebruikt tijdens het stoppen met roken.

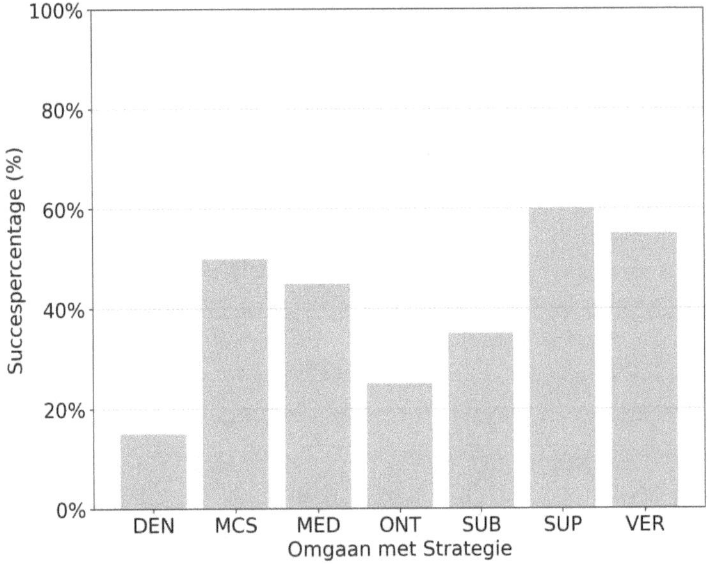

DEN: Ontkenning/Minimalisering

MCS: Mindfulness/Omgaan met Vaardigheden

MED: Medicatie (bijv. nicotinevervangers)

ONT: Vermijding (bijv. triggers vermijden)

SUB: Substitutie (bijv. vapen)

SUP: Steungroepen

VER: Lichamelijke Activiteit

Deze grafiek benadrukt de variërende effectiviteit van verschillende copingstrategieën die mannen gebruiken bij het stoppen met roken. Vermijding en ontkenning lijken minder succesvol in vergelijking met meer proactieve strategieën. Het zoeken naar steun en het beoefenen van lichaamsbeweging correleren met hogere succespercentages, wat suggereert dat het actief aanpakken van de uitdaging in plaats van deze te onderdrukken tot betere resultaten leidt. Dit benadrukt het belang van het aanbevelen en aanbieden van middelen voor deze effectievere copingmechanismen in stopprogramma's.

Sociale verwachtingen

Sociale verwachtingen beïnvloeden het rookgedrag van mannen sterk en kunnen het stoppen met tabak bemoeilijken. Maatschappelijke normen en rolmodellen vormen vaak de perceptie van mannelijkheid, waarbij roken soms wordt geassocieerd met eigenschappen zoals kracht, onafhankelijkheid of coolheid [s107]. Deze associaties kunnen ertoe leiden dat mannen tabaksgebruik een sociale waarde toekennen en het gebruiken als een middel om zich in bepaalde groepen te integreren of hun identiteit te bevestigen. Stoppen met roken kan in deze context worden ervaren als een breuk met deze normen en als een verlies van sociale verbondenheid. Een man die in zijn vriendengroep de enige niet-roker is, kan zich bijvoorbeeld uitgesloten of minder mannelijk voelen. De tabaksindustrie versterkt deze opvattingen door gerichte marketingstrategieën die mannen aanspreken in hun vermeende rol als roker. Om deze sociale druk te overwinnen, is het nuttig om zich bewust te worden van de eigen motieven voor tabaksgebruik en de verbinding tussen roken en sociale acceptatie in twijfel te trekken. Het besef dat de eigen identiteit niet afhankelijk is van tabaksgebruik en de zoektocht naar alternatieve strategieën voor sociale interactie, zoals deelname aan sportieve activiteiten of het onderhouden van andere hobby's, kunnen het stopproces ondersteunen. Daarnaast kan de uitwisseling met andere mannen die succesvol zijn gestopt met roken, aantonen dat rookvrijheid en mannelijkheid elkaar niet uitsluiten. De ontwikkeling van een nieuw zelfbeeld dat gezondheid en welzijn vooropstelt, versterkt de motivatie en het zelfvertrouwen in sociale situaties waarin roken aanwezig is. De verschillen in tabaksgebruik tussen mannen en vrouwen zijn cultureel bepaald en variëren wereldwijd [s107]. In sommige culturen is roken onder mannen veel gebruikelijker dan onder vrouwen, wat de sociale druk op mannelijke rokers verder verhoogt. Het begrijpen van deze culturele verschillen en het omgaan

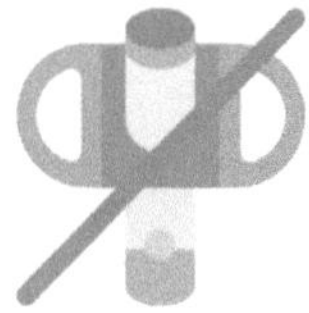

met de daarmee samenhangende verwachtingen kan helpen bij het ontwikkelen van individuele strategieën om met sociale druk om te gaan en het stoppen met roken succesvol te realiseren.

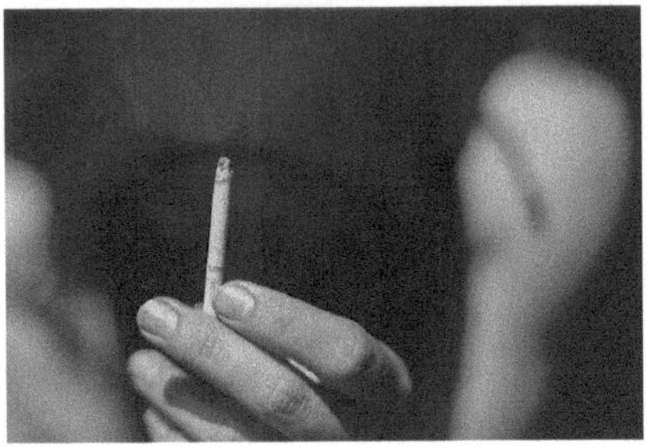

Zelfbeeld [i17]

Goed om te weten

Marketingstrategieën

De tabaksindustrie maakt gebruik van speciale marketingstrategieën die gericht zijn op mannen om tabaksgebruik te bevorderen. Deze strategieën spelen in op traditionele opvattingen over mannelijkheid en verbinden roken met eigenschappen zoals kracht, onafhankelijkheid en succes. Dergelijke campagnes kunnen het stoppen met roken bij mannen verder bemoeilijken, omdat ze diepgewortelde sociale normen en rolmodellen aanspreken.

Rolmodellen

Traditionele rolmodellen kunnen het tabaksgebruik bij mannen beïnvloeden. De verwachting dat mannen sterk, onafhankelijk en emotieloos zijn, kan ertoe leiden dat ze roken als een copingmechanisme voor stress en emoties gebruiken. In het kader van het stoppen met roken is het belangrijk om deze rolmodellen in twijfel te trekken en alternatieve, gezondheidsbevorderende strategieën voor stressmanagement te ontwikkelen.

Zelfbeeld

Het zelfbeeld van een man kan nauw verbonden zijn met zijn rookgedrag. Roken wordt soms gezien als een uitdrukking van mannelijkheid, rebellie of individualiteit. Het stoppen met roken vereist daarom vaak een herdefiniëring van het zelfbeeld, waarbij gezondheid en welzijn centraal staan. De ontwikkeling van een positief lichaamsgevoel en nieuwe gewoonten kan dit proces ondersteunen.

Sociale invloeden op stoppen met roken bij mannen

Overzicht van sociale factoren die van invloed zijn op het stoppen met roken bij mannen.

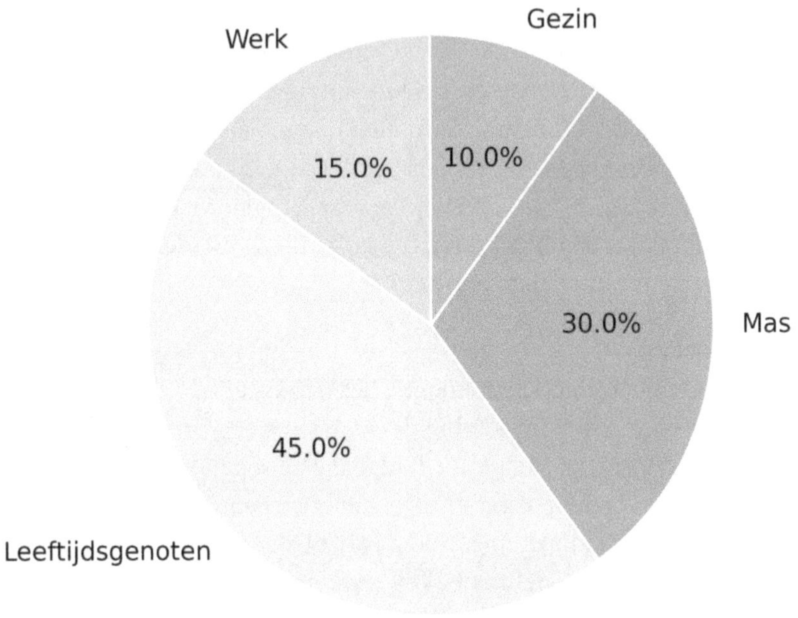

Gez: Verwachtingen van het gezin

Mas: Waargenomen mannelijkheid en roken

Lee: Invloed van leeftijdsgenoten en sociale normen

Werk: Werkcultuur

Deze grafiek benadrukt de significante invloed van sociale factoren op het stoppen met roken bij mannen. Groepsdruk en maatschappelijke normen lijken een substantiële rol te spelen, wat suggereert dat interventies gericht op deze gebieden gunstig zouden kunnen zijn. Hoewel de werkcultuur ook bijdraagt, lijkt de impact ervan minder uitgesproken in vergelijking met bredere sociale kringen en de perceptie van mannelijkheid. Het aanpakken van de geïnternaliseerde druk die mannen kunnen voelen om zich te conformeren aan bepaalde mannelijke idealen, met name rond roken, is cruciaal voor succesvolle programma's om te stoppen met roken.

Lichamelijke Veranderingen

Met het stoppen met roken treden er verschillende lichamelijke veranderingen op, die zowel positieve als tijdelijk onaangename aspecten kunnen omvatten. Slechts 20 minuten na de laatste sigaret dalen de hartslag en de bloeddruk. Binnen de volgende 12 uur normaliseert het koolmonoxideniveau in het bloed, waardoor de zuurstoftoevoer naar het lichaam verbetert. Dit heeft onder andere een positieve invloed op de lichamelijke prestaties. Een man die regelmatig sport, merkt mogelijk een verhoogde uithoudingsvermogen en snellere herstel na het stoppen met roken. In de daaropvolgende twee tot negen maanden verbeteren de longfunctie en de doorbloeding, hoesten en kortademigheid nemen af. Het lichaam herstelt zich steeds meer, de trilharen in de luchtwegen herstellen zich en kunnen weer effectief slijm en schadelijke stoffen uit de longen transporteren. Een positief effect dat leidt tot een aanzienlijk verbeterde luchtweggezondheid. In de loop van het eerste jaar na het stoppen met tabak, daalt het risico op koronair hartziekten en een hartaanval tot de helft in vergelijking met een roker. Na vijf tot vijftien jaar komt het risico op een beroerte overeen met dat van een niet-roker. Na tien jaar vermindert het risico op longkanker met ongeveer 50 procent, ook het risico op kanker in de mondholte, keel, slokdarm, blaas, nieren en alvleesklier vermindert aanzienlijk. Na vijftien jaar zonder sigaret is het risico op coronair hartziekten gelijk aan dat van iemand die nooit gerookt heeft.

Naast deze langdurige gezondheidsvoordelen kunnen er in de eerste weken na het stoppen met roken ook enkele lichamelijke bijverschijnselen optreden. Deze omvatten onder andere:

- verhoogde eetlust en hunkering

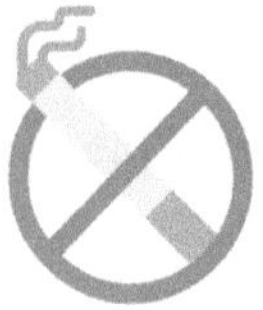

- gewichtstoename
- constipatie
- slaapproblemen
- concentratieproblemen
- verhoogde prikkelbaarheid

Deze symptomen zijn doorgaans tijdelijk en verdwijnen meestal binnen enkele weken. Ze zijn een teken dat het lichaam zich bevrijdt van de effecten van nicotine en zijn normale functies herstelt. Om de verhoogde eetlust en een mogelijke gewichtstoename te beheersen, is een uitgebalanceerd dieet met veel fruit en groenten aan te raden. Regelmatige lichaamsbeweging leidt niet alleen af van de drang naar sigaretten, maar ondersteunt ook de gewichtscontrole en bevordert het algemene welzijn. Voldoende slaap en ontspanningstechnieken zoals yoga of meditatie kunnen helpen bij slaapproblemen en prikkelbaarheid. Als de ontwenningsverschijnselen sterk zijn of langere tijd aanhouden, is het raadzaam om medische hulp in te schakelen. Er zijn verschillende manieren om deze symptomen te verlichten en het stoppen met roken succesvol te maken. De positieve lichamelijke veranderingen die gepaard gaan met het stoppen met roken, wegen duidelijk op tegen de tijdelijke klachten en dragen aanzienlijk bij aan een gezonder en langer leven.

Effecten van stoppen met roken (mannen)

Positieve lichamelijke veranderingen na het stoppen met roken

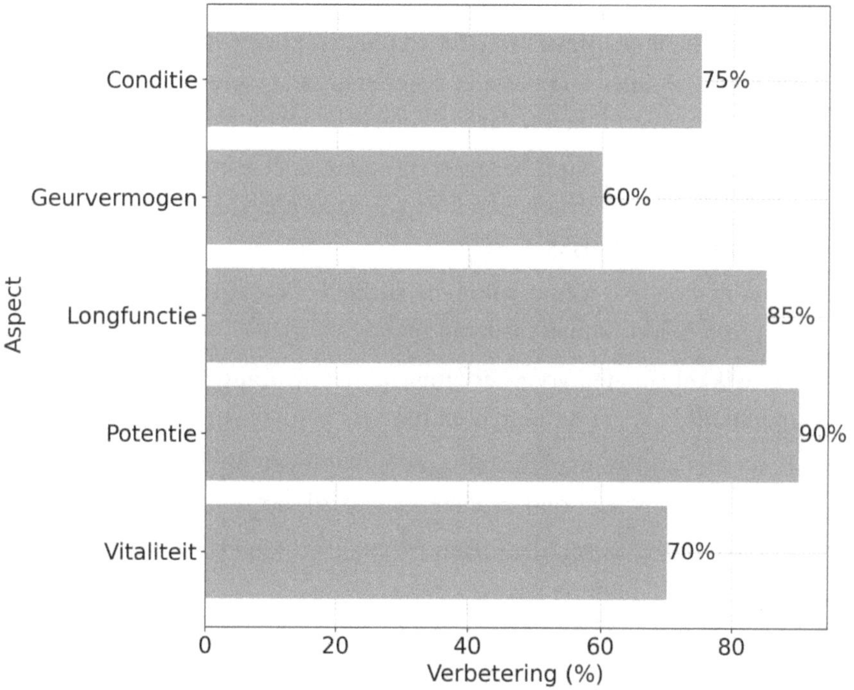

CON: Conditie

GEU: Geurvermogen

LON: Longfunctie

POT: Potentie

VIT: Vitaliteit

Het staafdiagram visualiseert de verbetering van verschillende lichamelijke aspecten na het stoppen met roken bij mannen. Een verbeterde longfunctie en conditie maken hogere sportieve belastbaarheid mogelijk. Verbeterde doorbloeding en zuurstofvoorziening leiden tot verhoogde potentie en algehele vitaliteit.

Concrete adviezen

- Veranker uw rookvrijheid in uw mannelijke zelfbeeld: Zie het stoppen met roken als een uitdrukking van kracht en zelfbeheersing.
- Zoek de competitie en de uitdaging: Meet uw voortgang bij het stoppen met roken zoals sportieve successen en deel deze met andere mannen.
- Benadruk de positieve effecten van het stoppen met roken op uw fysieke prestaties en potentie: Meer energie, betere uithoudingsvermogen – dat is mannelijke kracht.
- Gebruik het geld dat u bespaart op sigaretten voor typisch mannelijke activiteiten: Een nieuw gereedschap, een visuitje, een hoogwaardige whisky.
- Vind mannelijke rolmodellen die succesvol rookvrij leven en laat u inspireren door hun ervaringen.
- Ontwikkel rituelen voor het omgaan met de drang die passen bij uw mannelijkheid: Een ronde hout hakken, een bokstraining.
- Praat met andere mannen over uw uitdagingen bij het stoppen met roken en bouw een ondersteunend netwerk op.
- Toon door uw rookvrijheid aan dat mannelijkheid en gezondheid hand in hand kunnen gaan.
- Zie het stoppen met roken als een investering in uw toekomst en die van uw gezin: Een gezonde vader, een sterke partner.
- Concentreer u op de voordelen voor uw uiterlijk: Betere huid, wittere tanden, frisse adem.
- Maak het stoppen met roken een onderdeel van uw persoonlijke succesverhaal: U heeft de controle over uw verslaving, niet andersom.
- Vier uw rookvrijheid met een mannenavond: Barbecueën, sporten, goede gesprekken.
- Geniet van het gevoel van onafhankelijkheid: U bent vrij van de nicotineverslaving.

4. 3 Gemeenschappelijke uitdagingen

Partnerschap, beroep en sociale omgeving beïnvloeden de rookstop aanzienlijk. Verschillende dynamieken en uitdagingen kunnen de motivatie verminderen en terugval bevorderen. Van financiële zorgen tot groepsdruk – dit hoofdstuk belicht de veelzijdige obstakels op de weg naar rookvrijheid. Ontdek hoe u deze kunt overwinnen en uw kansen op succes duurzaam kunt vergroten.

Een gezamenlijke rookstop vereist individuele strategieën en wederzijdse ondersteuning om langdurig succes te waarborgen.

Partnerschapsdynamieken

Het gezamenlijke stoppen met roken in een partnerschap vereist een gecoördineerde strategie, aangezien de dynamiek tussen de partners het succes aanzienlijk beïnvloedt. Rookt de partner ook, dan neemt de kans toe dat de andere partner ook rookt [s108]. Deze situatie vereist open communicatie en de bereidheid van beide partners om hun gewoonten te veranderen. Een gezamenlijk rookstop kan de kans op succes vergroten, omdat de partners elkaar kunnen motiveren en ondersteunen. Tegelijkertijd is het belangrijk om individuele behoeften en strategieën in overweging te nemen. Zo kan de ene partner nikotinersatzpraeparate verkiezen, terwijl de andere zich richt op ontspanningstechnieken. Naast de rookstatus van de partner spelen ook sociaal-economische factoren, zoals een laag inkomen, een rol. Een laag inkomen kan het stoppen met roken bemoeilijken [s108]. Financiële zorgen en de stress die gepaard gaat met financiële moeilijkheden kunnen de motivatie om te stoppen verminderen en terugvallen bevorderen. In dergelijke situaties is het nuttig om informatie te verzamelen over financiële ondersteuningsmogelijkheden, zoals staatsubsidies voor rookstopprogramma's. Daarnaast kunnen strategieën voor stressmanagement, zoals achtsamkeitsuebungen of sportieve activiteiten, ondersteunend zijn en helpen om met de drang naar sigaretten om te gaan. Ook de vriendengroep beïnvloedt het stoppen met roken. Het aanbieden van sigaretten binnen de vriendengroep kan het stoppen met roken bemoeilijken, omdat het als een gebaar van vriendschap wordt geïnterpreteerd [s109]. In dit geval is het raadzaam om de omgeving te informeren over het stoppen met roken en om ondersteuning te vragen. Vrienden kunnen bijdragen door in het bijzijn van de ex-roker niet te roken of hem actief te ondersteunen in rookvrije activiteiten. Evenzo hebben culturele normen en tradities die roken bevorderen een invloed. Religieuze feesten waarbij roken gebruikelijk is, kunnen leiden tot terugvallen [s109]. Hier is het belangrijk om zich bewust te zijn van de eigen risicosituaties en alternatieve gedragingen te ontwikkelen om de verleidingen te weerstaan. Onjuiste aannames over de gezondheidsgevolgen van het stoppen met roken kunnen ook de motivatie verminderen. De vrees dat stoppen met roken schadelijk voor de gezondheid zou kunnen zijn, is ongegrond en wetenschappelijk weerlegd [s109]. In plaats daarvan verbetert het stoppen met roken de gezondheid aanzienlijk. Bovendien kunnen negatieve ervaringen met hulpaanbiedingen het gebruik van professionele ondersteuning belemmeren. Taalbarrières of gebrek aan toegankelijkheid zouden echter geen belemmering mogen zijn om hulp te zoeken [s109]. Er zijn diverse aanbiedingen die zijn afgestemd op verschillende behoeften. Een zoektocht op internet of een gesprek met de huisarts kan helpen om het juiste aanbod te vinden.

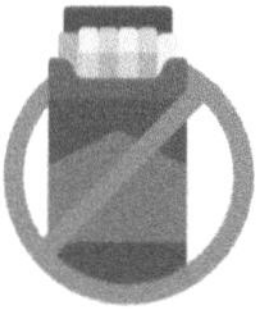

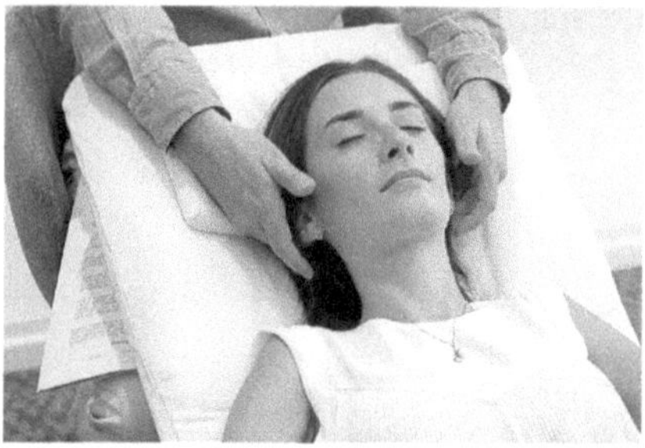

Ontspanningstechnieken [i18]

ontspanningstechnieken

Ontspanningstechnieken, zoals yoga, meditatie of progressieve spierontspanning, kunnen helpen om stress en de drang naar sigaretten te beheersen die tijdens het stoppen met roken kunnen optreden.

sociaal-economische factoren

Sociaal-economische factoren, zoals inkomen, opleiding en sociale omgeving, kunnen de kans op roken en het succes van het stoppen met roken beïnvloeden. Financiële zorgen of een gebrek aan ondersteuning kunnen bijvoorbeeld de uitdagingen van het stoppen met roken verergeren.

Relatieconflicten tijdens stoppogingen

Veelvoorkomende conflictgebieden in partnerschappen tijdens het stoppen met roken.

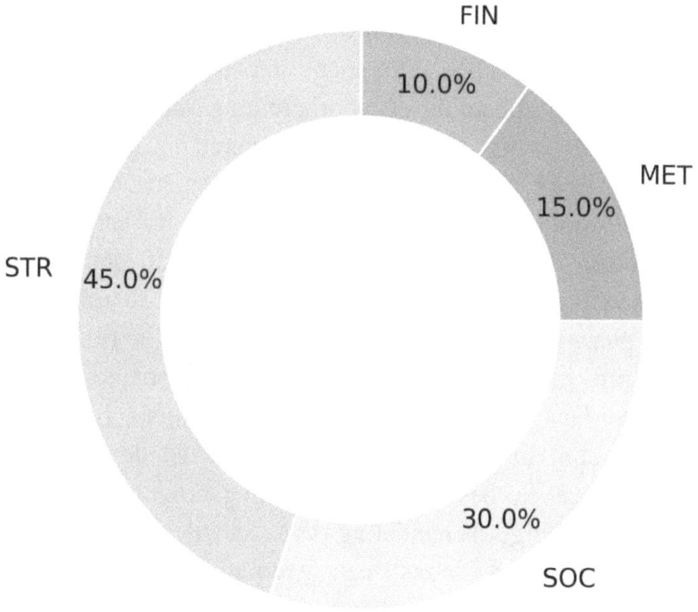

FIN: Financiële zorgen

MET: Stopmethode

SOC: Veranderingen in sociale routine

STR: Stress/Irritatie

Stress en irritatie gerelateerd aan ontwenningsverschijnselen lijken de belangrijkste bron van conflicten te zijn, wat suggereert dat partners deze uitdagingen moeten begrijpen en beheersen. Moeilijkheden rond het veranderen van sociale routines en het navigeren door nieuwe gedeelde activiteiten dragen ook aanzienlijk bij, wat het belang benadrukt van het proactief vaststellen van nieuwe gezonde gewoonten. Hoewel financiële zorgen en meningsverschillen over stopmethoden een kleinere rol spelen, verdienen ze toch aandacht om een ondersteunende omgeving voor het stoppen te garanderen.

Beroepsintegratie

De terugkeer naar het werk of het behouden van de werkplek tijdens en na een tabaksontwenning kan door verschillende factoren worden beïnvloed. Een nicotineverslaving kan de werkprestaties beïnvloeden, bijvoorbeeld door concentratieproblemen of meer pauzes om te roken. De ontwenning kan op zijn beurt extra belasting met zich meebrengen, zoals prikkelbaarheid of slaapproblemen, die de beroepscapaciteit kunnen beïnvloeden [s110]. Om deze moeilijkheden het hoofd te bieden, is een vroege planning en voorbereiding van de rookstop op de werkplek zinvol. Dit kan het informeren van collega's en leidinggevenden over de geplande ontwenning en het creëren van een ondersteunende omgeving omvatten. Concreet kan dit betekenen dat de werkplek tijdens de eerste weken rookvrij wordt gemaakt of dat collega's worden gevraagd om in de omgeving niet te roken. Ook het gebruik van pauzes voor ontspanningsoefeningen of korte wandelingen kan helpen om met de behoefte aan nicotine om te gaan en de concentratie te bevorderen. Voor mensen met verslavingsziekten die geïnteresseerd zijn in een tabaksontwenning, is de integratie van ontwenningdiensten in bestaande behandelingsprogramma's belangrijk [s110]. De gelijktijdige behandeling van meerdere verslavingen kan echter complex zijn en vereist een gecoördineerde aanpak. Het is cruciaal dat de behandelteams over de nodige expertise in de behandeling van nicotineverslaving beschikken en rekening houden met de specifieke behoeften van de betrokkenen. Zo kan de gelijktijdige aanpak van alcohol- en nicotineverslaving voor de persoon een bijzondere belasting vormen, waardoor het terugvalrisico kan toenemen. Een geïndividualiseerde therapie die zowel op de verslavingsproblematiek als op de beroepssituatie ingaat, kan hier het succes van de ontwenning aanzienlijk ondersteunen en de terugkeer naar het werk of het behoud van de bestaande werkplek vergemakkelijken. Een dergelijke therapie kan bijvoorbeeld strategieën voor stressmanagement op de werkplek, het vermijden van risicosituaties en het omgaan met verlangens naar verslavende middelen aanreiken. Ook de samenwerking met de werkgever kan binnen het kader van de beroepsintegratie nuttig zijn om een ondersteunende werkomgeving te creëren en mogelijke moeilijkheden vroegtijdig aan te pakken.

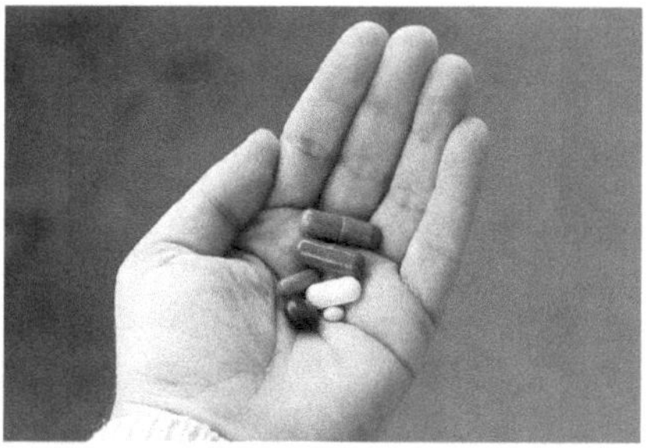

Verslavingen [i19]

Goed om te weten

Nicotineverslaving

Een lichamelijke en psychische afhankelijkheid van nicotine, die het stoppen met roken of tabaksgebruik bemoeilijkt.

Ontwenning

De lichamelijke en psychische symptomen die optreden wanneer een persoon met een stofafhankelijkheid de stof niet meer consumeert. In de context van rookontwenning kan dit leiden tot prikkelbaarheid, slaapproblemen, concentratieproblemen en sterke verlangens naar nicotine.

Terugval

De terugkeer naar roken of tabaksgebruik na een periode van onthouding. Terugvallen komen vaak voor in het proces van rookontwenning en moeten worden beschouwd als een mogelijkheid om te leren en de strategieën aan te passen.

Verslavingsziekten

Ziekten die worden gekenmerkt door dwangmatig gebruik van stoffen of gedragingen, ondanks negatieve gevolgen. Bij de rookontwenning is het belangrijk om bestaande verslavingsziekten in overweging te nemen, omdat ze het proces kunnen bemoeilijken en extra behandeling kunnen vereisen.

Succespercentages van strategieën om te stoppen met roken op de werkplek

Vergelijking van de effectiviteit van verschillende strategieën

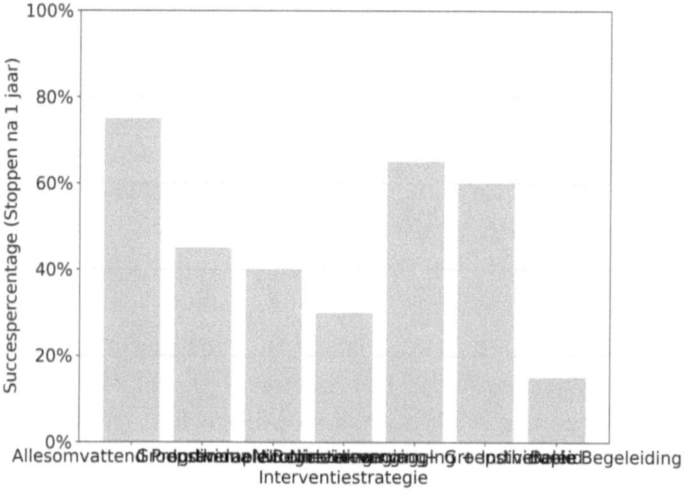

Alles: Allesomvattend Programma (NRT + IB + GT + Beleid)

GT: Groepstherapie

NRT: Nicotinevervanging

NRT+IB: Nicotinevervanging + Individuele Begeleiding

Beleid: Beleidswijzigingen (bijv. aangewezen rookruimtes)

IB: Individuele Begeleiding

NRT+GT: Nicotinevervanging + Groepstherapie

Deze grafiek laat de verschillende succespercentages zien van verschillende strategieën om te stoppen met roken die op de werkplek worden toegepast. Hoewel individuele begeleiding en groepstherapie een matig succes laten zien, verbetert de combinatie met nicotinevervangingstherapie (NRT) de resultaten aanzienlijk. Beleidswijzigingen, zoals aangewezen rookruimtes verder weg van het gebouw, laten een kleinere maar toch positieve impact zien. De meest effectieve aanpak lijkt een uitgebreid programma te zijn dat meerdere strategieën integreert, waaronder individuele begeleiding, groepsondersteuning, NRT en beleidsaanpassingen.

Langdurige motivatie

Langdurige motivatie is essentieel voor een succesvolle tabaksontwenning. Na de aanvankelijke euforie kan de motivatie afnemen, wat terugvallen bevordert. Daarom is het belangrijk om strategieën te ontwikkelen die de motivatie gedurende een langere periode behouden. Gamification, oftewel de integratie van speelse elementen, kan hier effectief zijn [s111]. Dagelijkse motiverende berichten, geïntegreerd in apps, kunnen kleine successen creëren en de motivatie versterken. Virtuele beloningen of het bereiken van nieuwe niveaus in een app-gebaseerd programma bieden extra prikkels en bevorderen doorzettingsvermogen. Het bijhouden van de voortgang, onder andere door het vastleggen van rookvrije dagen of bespaarde bedragen, visualiseert successen en versterkt het zelfvertrouwen. Het gebruik van digitale toepassingen voor tabaksontwenning biedt diverse mogelijkheden om de motivatie op lange termijn te bevorderen [s112]. Deze toepassingen bieden vaak gepersonaliseerde programma's en interactieve tools die inspelen op de individuele behoeften van de gebruikers. Ook de uitwisseling met andere gebruikers in online forums of steungroepen kan de motivatie versterken en het gevoel van gemeenschap bevorderen. Het is nuttig om realistische doelen te stellen en deze geleidelijk te verhogen. In plaats van onmiddellijk volledig te stoppen met roken, kan men aanvankelijk het aantal dagelijks gerookte sigaretten verminderen. Elke succesvolle stap, zoals een rookvrije week, versterkt het zelfvertrouwen en motiveert om de volgende stap te zetten. Het is ook belangrijk om zich bewust te zijn van de eigen risicosituaties waarin de verleiding om te roken bijzonder groot is. Dit kunnen bepaalde plaatsen, sociale gelegenheden of emotionele toestanden zijn. Voor dergelijke situaties moet men vooraf alternatieve gedragingen ontwikkelen om de verleidingen te weerstaan. Een wandeling in de frisse lucht, een ontspannend bad of een gesprek met een vriend kan helpen om de drang naar een sigaret te overwinnen.

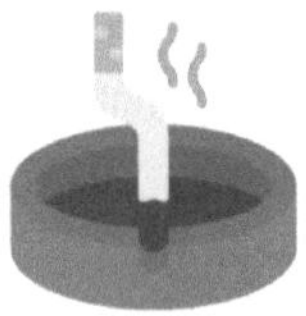

Ook de steun van de sociale omgeving is cruciaal voor het langdurige succes. Familie en vrienden kunnen de rookstop actief ondersteunen door niet te roken in de aanwezigheid van de ex-roker en hem of haar aan te moedigen in zijn of haar inspanningen. Daarnaast kunnen professionele hulpaanbiedingen, zoals gedragstherapie of telefonische begeleiding, waardevolle ondersteuning bieden en helpen om de motivatie op lange termijn te behouden. Zelfs na een succesvolle rookstop is het belangrijk om waakzaam te blijven en de geleerde strategieën toe te blijven passen om een terugval te voorkomen.

Goed om te weten

Apps

Mobiele toepassingen (apps) kunnen de tabaksontwenning ondersteunen door functies zoals voortgangsmonitoring, gamification, nicotineontwenning-dagboeken en toegang tot ondersteuningsgemeenschappen. Ze bieden een gepersonaliseerde en gemakkelijk toegankelijke ondersteuning.

Euforie

In het kader van tabaksontwenning beschrijft euforie het aanvankelijke geluksgevoel en de motivatie die vaak aan het begin van de rookstop wordt ervaren. Deze euforie kan echter snel vervagen en plaatsmaken voor ontwenningsverschijnselen en de drang naar nicotine.

Gamification

Gamification maakt gebruik van speelse elementen zoals punten, beloningen en wedstrijden om de motivatie voor tabaksontwenning te verhogen en op lange termijn te behouden. Dit kan bijzonder nuttig zijn om de aanvankelijke euforie te overwinnen en doorzettingsvermogen te bevorderen.

Motivatie in de tijd

Visualisatie van motivatieniveaus gedurende het stoppen.

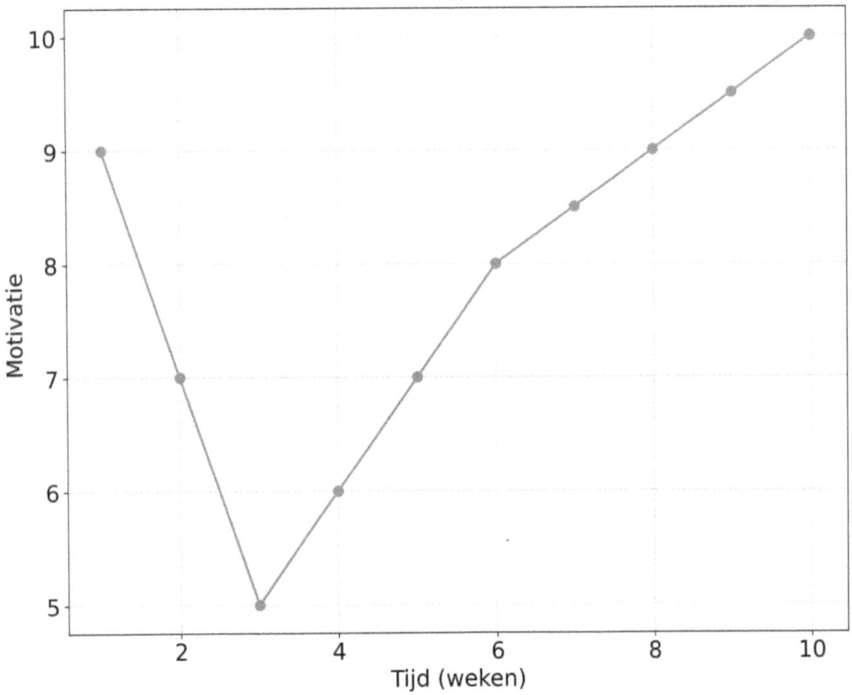

Motivatie is meestal in het begin hoog, daalt tijdens ontwennings- en hunkerperioden en neemt vervolgens geleidelijk toe naarmate mensen de voordelen van stoppen ervaren. De schommelingen benadrukken het belang van voortdurende ondersteuning en copingstrategieën.

Concrete adviezen

- Creëer samen rookvrije zones in uw huis en maak deze actief gezellig.
- Ontwikkel nieuwe rituelen voor gezamenlijke pauzes die het roken vervangen, zoals een korte wandeling of een gezamenlijk theeritueel.
- Praat openhartig over de geslachtsspecifieke uitdagingen bij het stoppen met roken, zoals hormonale schommelingen of maatschappelijke verwachtingen.
- Steun elkaar bij het vinden van individuele copingstrategieën voor de rookverlangens, afgestemd op de specifieke behoeften.
- Maak vaste tijden voor gezamenlijke, rookvrije activiteiten om positieve herinneringen te creëren en de motivatie te versterken.
- Reflecteer samen op de positieve veranderingen in uw relatie door het stoppen met roken, zoals meer gezamenlijke tijd of verbeterde communicatie.
- Werk samen aan een strategie voor het omgaan met moeilijke situaties waarin de verleiding om te roken bijzonder groot is.
- Vier samen uw successen, zowel de kleine als de grote, om de motivatie en het wederzijds begrip te bevorderen.
- Maak uw gezamenlijke vrije tijd actief en gevarieerd om de gedachten aan roken te verdringen en nieuwe interesses te ontdekken.
- Gebruik de gezamenlijke uitdaging van het stoppen met roken om uw relatie te versterken en een dieper begrip voor elkaar te ontwikkelen.
- Vind samen nieuwe manieren van ontspanning en genot die het roken vervangen en uw welzijn verhogen.
- Steun uw partner bij het activeren van individuele hulpbronnen en sterke punten om het stoppen met roken succesvol te maken.
- Wees er voor elkaar en bied troost en aanmoediging in momenten van zwakte.

Terugblik - 4. Geslachtsspecifieke aspecten

Rookstoppen is een individueel proces dat zowel door lichamelijke als psychosociale factoren wordt beïnvloed. Geslachtsspecifieke verschillen spelen hierbij een belangrijke rol en moeten worden meegenomen bij het ontwikkelen van een persoonlijke rookstopstrategie. Het is bekend dat hormonale schommelingen in de vrouwelijke cyclus de rookbehoefte kunnen beïnvloeden. U dient daarom uw cyclus te observeren en te overwegen uw rookstop in een fase met gunstigere hormonale omstandigheden te beginnen. De wijdverspreide angst voor gewichtstoename na het stoppen met roken kan succesvol worden beheerd door een combinatie van bewuste voeding, regelmatige lichaamsbeweging en eventueel professionele begeleiding. Let erop negatieve emoties met betrekking tot uw lichaamsbeeld aan te pakken en positieve zelfgesprekken te bevorderen.

Ook voor mannen vormt het stoppen met roken een bijzondere uitdaging. Juist in de context van mannelijkheid en prestatiedruk kan het stoppen met roken als een teken van zwakte worden geïnterpreteerd. Het is belangrijk om de verbonden rolmodellen in twijfel te trekken en te focussen op de werkelijke voordelen van rookvrij zijn – meer energie, verbeterde fitheid en een verhoogd zelfvertrouwen. Stel realistische doelen, volg uw voortgang en beloon uzelf voor behaalde mijlpalen. De uitwisseling met andere mannen die succesvol zijn gestopt met roken, in zelfhulpgroepen of online fora, kan waardevolle ondersteuning bieden en nieuwe perspectieven openen. Wees u bewust van de marketingstrategieën van de tabaksindustrie, die vaak traditionele mannelijkheid met roken verbinden, en laat u daar niet door beïnvloeden.

Ongeacht het geslacht spelen sociale en relationele dynamieken een cruciale rol. Een gezamenlijke rookstop met de partner kan de kans op succes vergroten, maar vereist duidelijke afspraken en de inachtneming van individuele behoeften. Informeer uw omgeving over uw rookstop en vraag om ondersteuning. Open communicatie over uw eigen uitdagingen en successen kan de druk verlagen en het begrip bevorderen. Sociaaleconomische factoren, zoals financiële zorgen, kunnen het stoppen met roken verder bemoeilijken. Schroom niet om professionele hulp in te schakelen en u te informeren over financiële ondersteuningsmogelijkheden.

De lichamelijke veranderingen na het stoppen met roken zijn divers en variëren van kortdurende ontwenningsverschijnselen zoals verhoogde eetlust en slaapproblemen tot langdurige gezondheidsverbeteringen. Integreer strategieën om deze uitdagingen in uw dagelijks leven aan te pakken – een evenwichtige voeding, regelmatige lichaamsbeweging en ontspanningstechnieken kunnen u helpen de beginfase succesvol te doorstaan. Maak gebruik van digitale tools, zoals apps, om uw voortgang bij te houden, uzelf te motiveren en in contact te komen met andere ex-rokers. Vergeet niet: elke stap richting rookvrij zijn is een succes en draagt bij aan een gezonder en zelfbepaalder leven. Blijf volhouden, ook als er tegenslagen zijn – langdurige motivatie is de sleutel tot succes. U kunt het!

5. Duurzaam rookvrij

Waarom lukt het sommige mensen moeiteloos om rookvrij te blijven, terwijl anderen steeds weer terugvallen? De weg naar een duurzaam rookvrij leven is als een reis, waarbij elke stap telt en nieuwe perspectieven ontstaan. Succesvolle ex-rokers hebben één ding gemeen: ze hebben niet alleen met roken gestopt, maar hun leven opnieuw ingericht. De verworven vrijheid van tabak biedt kansen voor positieve veranderingen in alle levensgebieden. In dit hoofdstuk ontdekt u de cruciale strategieën die het verschil maken tussen een tijdelijke rookstop en echte tabaksvrijheid.

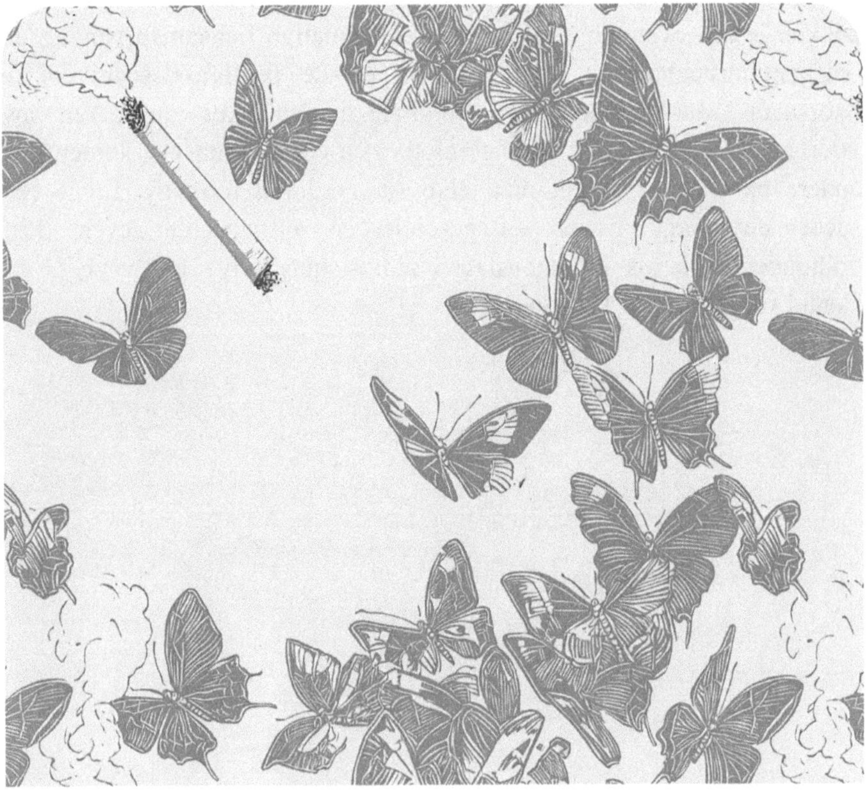

5. 1 Terugvalpreventie

Duurzame tabakvrijheid vereist meer dan alleen de initiële rookstop. Terugvalpreventie biedt concrete strategieën om op lange termijn rookvrij te blijven en de talrijke uitdagingen na de ontwenning succesvol het hoofd te bieden. Het richt zich op lichamelijke en psychische waarschuwingssignalen, persoonlijke risicosituaties en het opbouwen van een stabiele basis voor blijvende onthouding. Dit gedeelte belicht de belangrijkste aspecten van terugvalpreventie en laat u zien hoe u uw kansen op duurzame tabakvrijheid kunt maximaliseren. Bereid u voor en ontdek hoe u ook op lange termijn sterk en rookvrij kunt blijven.

Ontwenningssymptomen zijn weliswaar onaangenaam, maar tijdelijk en een belangrijk waarschuwingssignaal dat aangeeft dat het lichaam zich bevrijdt van de nicotineverslaving. Ze te herkennen en gerichte copingstrategieën toe te passen, versterkt de veerkracht tegen een terugval.

Waarschuwingssignalen herkennen

De weg naar tabakabstinenz is vaak bezaaid met struikelblokken die als waarschuwingssignalen voor een mogelijke terugval kunnen worden geïnterpreteerd. Deze signalen vroegtijdig te herkennen, vergroot de kans om een terugval te voorkomen en langdurig rookvrij te blijven. Vooral de eerste dagen na het stoppen met roken zijn kritisch, omdat in deze periode de ontwenningsverschijnselen het sterkst zijn [s113]. Het lichaam reageert op de nicotineontwenning met verschillende lichamelijke en psychische symptomen. Concentratieproblemen, verhoogde eetlust, onrust en prikkelbaarheid zijn slechts enkele voorbeelden. Deze symptomen zijn weliswaar onaangenaam, maar tijdelijk en een teken dat het lichaam zich bevrijdt van de nikotinabhaengigkeit. Het is te vergelijken met de ontwenning van andere stoffen, waarbij ook lichamelijke en psychische symptomen optreden. Wie deze ontwenningsverschijnselen als waarschuwingssignaal begrijpt en zich bewust is van hun vergankelijkheid, is beter voorbereid om een terugval te weerstaan. Een nuttig hulpmiddel voor het inschatten van de nicotineverslaving en het bijbehorende terugvalrisico is de Fagerström-test [s113]. Aan de hand van de testresultaten kan de geschikte therapievorm worden gekozen en zo de kans op succes van de rookstop worden vergroot. Naast de lichamelijke ontwenningsverschijnselen zijn er ook psychische waarschuwingssignalen die op een dreigende terugval kunnen wijzen. - Sterke rookverlangen - - Gedachten aan positieve aspecten van roken - - Verhoogde stress en spanning - - Slaapproblemen - - Negatieve gevoelens zoals angst of depressie. Deze signalen komen niet altijd allemaal tegelijk voor en hun intensiteit kan variëren. Het is belangrijk om deze gevoelens en gedachten niet te negeren, maar ze te erkennen voor wat ze zijn: waarschuwingssignalen die een terugval aankondigen. In plaats van aan deze gevoelens toe te geven, is het raadzaam om strategieën voor coping te ontwikkelen. Een wandeling in de frisse lucht, ontspanningstechnieken of een gesprek met een vertrouwenspersoon kunnen helpen om de rookverlangen te overwinnen en een terugval te voorkomen. Ook al zijn de eerste dagen bijzonder kritisch, het terugvalrisico blijft op lange termijn bestaan [s113]. Zelfs na een jaar van onthouding bestaat er nog een kans op een terugval. Daarom is het belangrijk om ook na langere rookvrijheid alert te blijven en op waarschuwingssignalen te letten. De confrontatie met de eigen risicosituaties en de ontwikkeling van individuele copingstrategieën blijven ook op lange termijn belangrijke onderdelen van de terugvalpreventie. Zo kan de succesvolle tabakabstinentie duurzaam worden gewaarborgd.

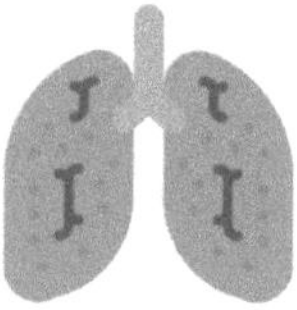

Waarschuwingssignalen voor terugval

Frequentie en intensiteit van waarschuwingssignalen voor terugval.

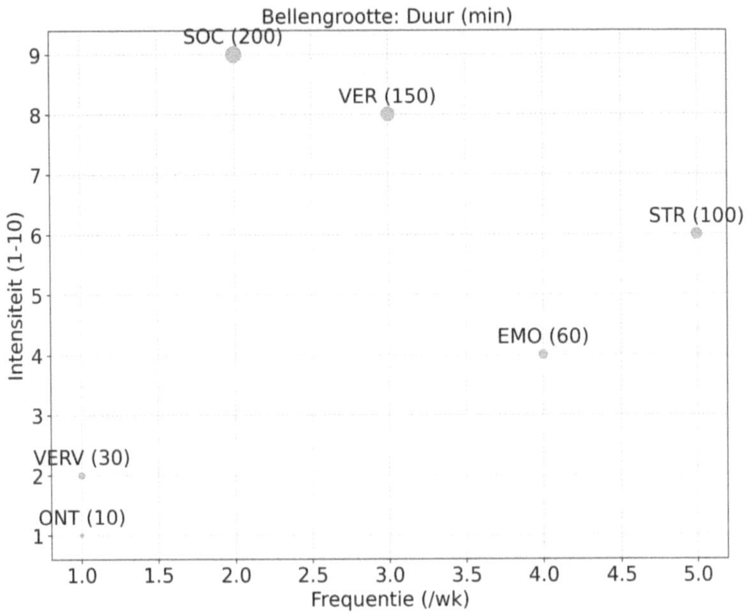

Blasengröße: Duur (min)

EMO: Emotionele nood	ONT: Ontwenningsverschijnselen van nicotine
SOC: Sociale druk	STR: Stress
VER: Verlangen	VERV: Verveling

Deze grafiek visualiseert veelvoorkomende terugvaltriggers. Grotere bellen vertegenwoordigen meer tijd besteed aan het ervaren van de trigger, terwijl de positie op de X-as de frequentie aangeeft en de Y-as de intensiteit. Triggers met een hoge frequentie en hoge intensiteit (rechterbovenkwadrant) vormen het grootste risico en vereisen proactieve copingstrategieën. Triggers met een lage frequentie en lage intensiteit (linkeronderkwadrant) vereisen mogelijk minder intensief beheer, maar mogen niet worden genegeerd. Inzicht in deze patronen kan individuen helpen bij het ontwikkelen van gepersonaliseerde terugvalpreventieplannen.

Noodstrategieën ontwikkelen

Noodstrategieën zijn essentieel om opkomende terugvalgedachten en -verlangens effectief te beheersen. Het terugvalproces verloopt geleidelijk en begint vaak met subtiele veranderingen op emotioneel en mentaal vlak [s114]. Daarom is het belangrijk om vroegtijdig individuele noodplannen te ontwikkelen die zijn afgestemd op persoonlijke behoeften en risicosituaties. Een dergelijk plan omvat concrete actie-instructies voor verschillende fasen van het terugvalproces. Bijvoorbeeld bij een emotionele terugval, die zich uit in verminderde zelfzorg en een algemeen onwelzijn, kan het plan activiteiten zoals sport, ontspanningstechnieken of sociale contacten omvatten [s114]. Deze maatregelen helpen negatieve emoties te reguleren en het welzijn te verbeteren. Wanneer daarentegen vaker gedachten aan tabaksgebruik opkomen, dus een mentale terugval, kan het plan strategieën zoals positieve zelfgesprekken, mindfulness-oefeningen of het opschrijven van de redenen voor rookvrijheid bevatten [s114]. Op deze manier kunnen de gedachten aan tabaksgebruik worden onderbroken en de motivatie voor onthouding worden versterkt. Bovendien is het raadzaam om in het noodplan ook contactinformatie van ondersteunende personen, zoals een therapeut of een zelfhulpgroep, op te nemen. Een goed voorbereid noodplan dient als kompas in kritieke momenten en vergroot de kans om een terugval succesvol af te wenden. Aanvullend op de ontwikkeling van een noodplan is het belangrijk om zich bewust te worden van de eigen hoogrisicosituaties en strategieën te ontwikkelen om deze te vermijden of effectief te beheersen [s114]. Dit kan betekenen dat bepaalde plaatsen of sociale situaties voorlopig worden vermeden of alternatieve gedragingen in deze situaties worden geoefend. Iemand die gewend was om na het eten een sigaret te roken, kan in plaats daarvan een wandeling maken of suikervrije kauwgom kauwen. Het vermijden van hoogrisicosituaties en het toepassen van de

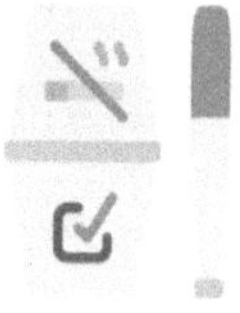

in het noodplan vastgelegde strategieën vergroot de kans om op lange termijn tabakvrij te blijven.

Goed om te weten

Emotionele terugval
Een toestand in de rookstop die wordt gekenmerkt door negatieve emoties zoals onwelzijn, angst of frustratie en het risico op opnieuw tabakgebruik verhoogt.

Hoogrisicosituaties
Specifieke situaties of omstandigheden die de drang naar tabak en het risico op een terugval verhogen. Voorbeelden hiervan zijn stress, sociale gelegenheden met rokende personen of bepaalde emotionele toestanden.

Noodstrategieën
Specifieke maatregelen die van tevoren worden gepland om in uitdagende situaties of momenten van verlangen een terugval te voorkomen. Ze dienen als concrete actie-instructies en bieden richting in kritieke momenten van de rookstop.

Terugvalproces
De geleidelijke ontwikkeling van een terugval, die vaak begint met subtiele emotionele en mentale veranderingen en kan leiden tot opnieuw tabakgebruik als er geen geschikte copingstrategieën worden ingezet.

Effectiviteit van noodstrategieën

Successpercentages van strategieën voor terugvalpreventie

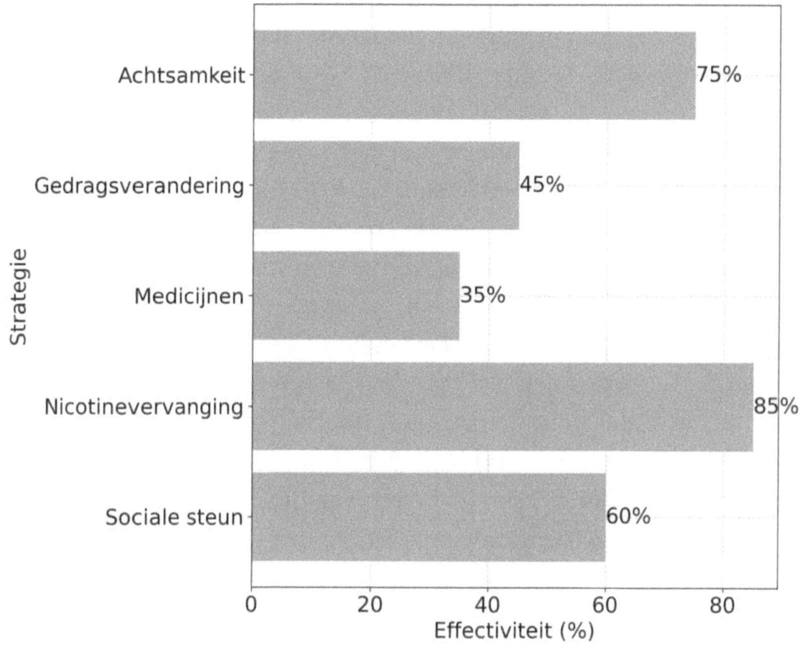

ACH: Achtsamkeit

GED: Gedragsverandering

MED: Medicijnen

NIC: Nicotinevervanging

SOS: Sociale steun

Het horizontale staafdiagram toont de relatieve effectiviteit van verschillende noodstrategieën bij het stoppen met roken en tabak. Gedragsveranderingsstrategieën en sociale ondersteuning laten hogere succespercentages zien, terwijl nicotinevervangingstherapie en medicijnen minder effectief lijken te zijn. Mindfulness-technieken bieden gematigde ondersteuning. De combinatie van verschillende benaderingen zou de kans op succes kunnen verbeteren.

Zelfvertrouwen versterken

Zelfvertrouwen speelt een belangrijke rol bij het stoppen met roken. Het vertrouwen om ook in moeilijke situaties rookvrij te blijven, beïnvloedt het succes aanzienlijk [s115]. Zelfeffectiviteit, oftewel de overtuiging dat men het eigen gedrag kan beheersen, is na de start van het stoppen met roken een bijzonder belangrijke factor voor de langdurige onthouding [s115]. Interessant is dat de na het stoppen met roken gemeten zelfeffectiviteit sterker correleert met het succes dan de eerder gemeten [s115]. Deze bevinding onderstreept het belang van voortdurende zelfobservatie en aanpassing van de strategieën tijdens het afkickproces. Beweging kan, onder andere, het zelfvertrouwen in de eigen wilskracht bevorderen [s116]. De ervaring om fysieke uitdagingen te overwinnen, vertaalt zich naar het afkicken en versterkt het vertrouwen om ook de rookdrang te overwinnen [s116]. Een actieve levensstijl draagt niet alleen bij aan de lichamelijke gezondheid, maar versterkt ook het zelfbeeld als niet-roker [s116]. Naast zelfeffectiviteit is ook de realistische inschatting van de eigen vaardigheden belangrijk [s117]. Een overdreven zelfvertrouwen kan leiden tot nalatigheid in de terugvalpreventie en het risico op een terugval verhogen [s117]. De positieve aspecten van rookvrij zijn worden belangrijker naarmate de onthouding voortduurt [s117]. Deze toenemende waardering voor de gezondheids- en persoonlijke voordelen versterkt de motivatie en het zelfvertrouwen in de genomen beslissing [s117]. Tegelijkertijd is het belangrijk om zich bewust te zijn van de hardnekkige misvatting dat roken stress vermindert [s117]. Dit idee kan ook na langere onthouding nog aanwezig zijn en in stresssituaties de rookdrang oproepen [s117]. De confrontatie met deze misvatting en de ontwikkeling van alternatieve stresscopingstrategieën zijn daarom belangrijke onderdelen van de terugvalpreventie. Traditionele gedragstherapeutische benaderingen alleen zijn mogelijk niet voldoende om deze diepgewortelde

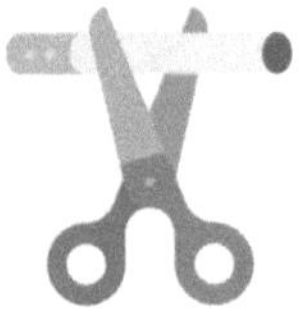

overtuigingen te veranderen [s118]. Het is daarom raadzaam om aanvullende methoden zoals achtsamkeitsuebungen of cognitieve herstructurering in de therapie te integreren. Deze technieken kunnen helpen om de automatische gedachten en gedragingen die bijdragen aan de rookdrang te herkennen en te veranderen. De combinatie van zelfeffectiviteit, realistische zelfinschatting en de actieve confrontatie met de eigen risicofactoren vormt een sterke basis voor een succesvolle en duurzame tabakonthouding.

Goed om te weten

Onthouding

Duurzaam afzien van tabaksgebruik en het vermijden van terugvallen.

Zelfeffectiviteit

Het vertrouwen in de eigen capaciteit om met moeilijke situaties om te gaan en de rookdrang te beheersen, om op lange termijn rookvrij te blijven.

Methoden ter versterking van zelfkracht voor terugvalpreventie

Verdeling van zelfhulpstrategieën voor stoppen met roken.

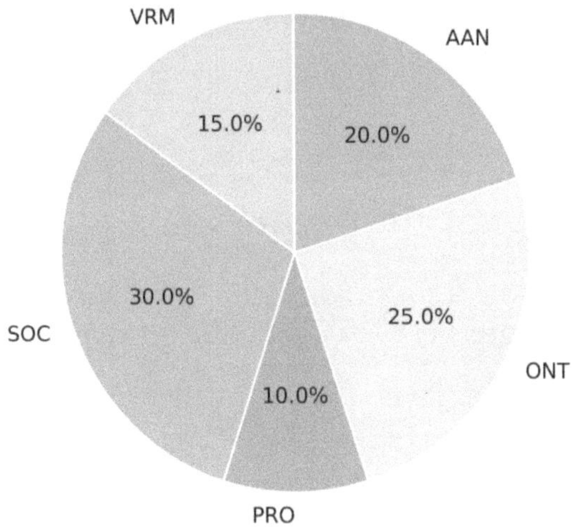

AAN: Deelnemen aan plezierige activiteiten

ONT: Ontspanningstechnieken (yoga, meditatie)

PRO: Professionele begeleiding (therapie, counseling)

SOC: Sociale steun (vrienden, familie)

VRM: Activiteiten voor zelfzorg (baden, wandelingen)

Deze grafiek benadrukt de diverse benaderingen die individuen gebruiken om onthouding van tabak te behouden. De nadruk op sociale steun en ontspanningstechnieken suggereert het belang van stressmanagement en het zoeken naar externe versterking. Hoewel professionele begeleiding minder prominent aanwezig is, onderstreept de aanwezigheid ervan de waarde van deskundige hulp tijdens het stoppen. Prioriteit geven aan plezierige activiteiten en bewuste zelfzorg versterkt de behoefte aan positieve gedragsvervangingen om de rookgewoonte te vervangen.

Concrete adviezen

- Koppel bewust positieve herinneringen en emoties aan uw rookvrijheid.
- Ontwikkel een persoonlijk ritueel dat u dagelijks herinnert aan uw beslissing om rookvrij te blijven.
- Houd een 'succesdagboek' bij waarin u uw vooruitgang, maar ook uw uitdagingen vastlegt.
- Zoek een 'rookvrij maatje' – iemand die u op uw weg begeleidt en ondersteunt.
- Verander uw perspectief: beschouw de rookverlangen niet als vijand, maar als een teken van uw lichaam om te veranderen.
- Verzin een verhaal over uw rookvrijheid dat u steeds weer in gedachten kunt doorlopen.
- Creëer een 'noodplek' in uw huis of omgeving waar u naartoe kunt gaan als de drang sterk wordt.
- Train uw 'nee-zeg-spieren': oefen in het dagelijks leven om vriendelijk maar beslist 'nee' te zeggen tegen aanbiedingen van sigaretten.
- Ontwikkel een beloningssysteem voor langdurige successen, zoals een korte vakantie na een rookvrij jaar.
- Beschouw elke dag zonder sigaret als een cadeau aan uzelf en uw gezondheid.
- Visualiseer uzelf als een zelfverzekerde niet-roker die sterk en gezond is.

5. 2 Stabilisatie op lange termijn

Langdurige stabilisatie na het afkicken betekent het verankeren van een rookvrije identiteit en het voorkomen van terugvallen. Dit omvat het ontwikkelen van nieuwe gewoonten, het omgaan met verlangens en het versterken van het gezondheidsbewustzijn. De weg kent uitdagingen, maar biedt ook kansen voor positieve veranderingen in verschillende levensgebieden. Lees verder en ontdek hoe u uw tabaksvrijheid duurzaam kunt waarborgen.

Langdurige tabakvrijheid vereist de ontwikkeling van een nieuwe identiteit als niet-roker, die wordt versterkt door het veranderen van gewoonten en het bewust erkennen van successen.

Een nieuwe identiteit ontwikkelen

Roken opgeven betekent meer dan alleen de sigaret uit de hand leggen. Het vereist de ontwikkeling van een nieuwe identiteit, een zelfbeeld zonder de sigaret. Dit proces, van roker naar niet-roker worden, verandert het eigen zelfbeeld fundamenteel [s119]. Het gaat er niet om jezelf opnieuw uit te vinden, maar om bestaande sterke punten en positieve eigenschappen te erkennen en te bevorderen die onafhankelijk zijn van roken. Deze heroriëntatie kan invloed hebben op verschillende levensgebieden, van sociale interacties tot persoonlijke routines. Situaties die eerder met roken verbonden waren, zoals de koffiepauze of het einde van de werkdag, moeten opnieuw worden vormgegeven. In plaats van naar de sigaret te grijpen, kunnen nieuwe rituelen worden ingesteld, zoals een korte wandeling of een gesprek met collega's. Deze bewuste verandering van gewoonten verstevigt de nieuwe identiteit en ondersteunt het langdurig overwinnen van de afhankelijkheid van nicotine [s120]. achtsamkeitsuebungen kunnen dit proces ondersteunen door de zelfwaarneming te trainen en de acceptatie van de nieuwe, rookvrije identiteit te bevorderen. Door mindfulness leert u uw gedachten en gevoelens waar te nemen zonder oordeel. Dit kan u helpen om om te gaan met de drang naar sigaretten door het als een tijdelijk gevoel te herkennen in plaats van eraan toe te geven. Zo verstevigt u uw nieuwe identiteit als niet-roker en versterkt u uw zelfvertrouwen in uw vermogen om rookvrij te blijven. De bewuste integratie van mindfulness in het dagelijks leven – of het nu gaat om korte meditaties, ademhalingsoefeningen of een mindful wandeling in de natuur – helpt om ongezonde gedragspatronen te herkennen en op lange termijn te veranderen [s120]. Een gestructureerde behandeling met duidelijke doelen, ondersteund door therapeutische begeleiding, kan dit proces verder bevorderen [s119].

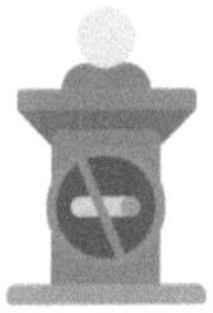

Goed om te weten

Identiteit

In de context van rookstop beschrijft identiteit het zelfbeeld van een persoon als niet-roker. De ontwikkeling van een nieuwe identiteit is cruciaal voor langdurige onthouding.

Ontwikkeling van een rookvrije identiteit

Voortgang door de fases van rookvrije identiteitsontwikkeling.

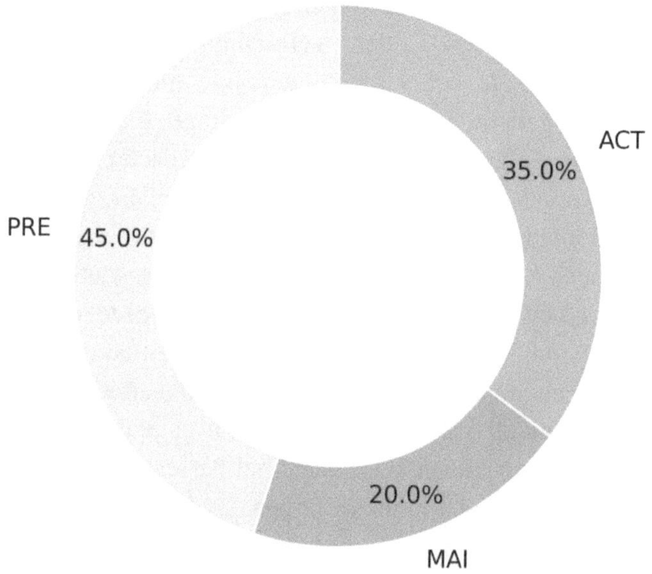

- ACT: Actie
- MAI: Onderhoud
- PRE: Voorbereiding

Het grootste segment vertegenwoordigt de 'Voorbereidings'-fase, wat aangeeft dat een aanzienlijk deel van de personen actief van plan is om te stoppen of zich in de vroege stadia van stoppen bevindt. De 'Actie'-fase, hoewel kleiner, laat zien dat een aanzienlijk aantal actief bezig is met rookvrij gedrag. Het kleinste segment, 'Onderhoud', suggereert dat het behouden van een rookvrije identiteit een langetermijnverbintenis is die voortdurende inspanning en ondersteuning vereist. Deze verdeling benadrukt het belang van het bieden van middelen en ondersteuning in alle stadia van het proces, met een bijzondere focus op de overgang van personen van voorbereiding naar actie en uiteindelijk naar onderhoud op lange termijn.

Gezondheidsbewustzijn bevorderen

Gezondheidsbewustzijn ontwikkelen betekent de eigen lichaamswaarneming te verfijnen en de signalen van het lichaam bewuster te registreren. Dit proces ondersteunt de rookstop door de verbinding tussen lichamelijke gewaarwordingen en de behoefte aan nicotine transparanter te maken [s121]. Door gerichte achtsamkeitoefeningen, zoals gefocuste ademtechnieken of bodyscans, leert u uw gedachten en gevoelens neutraal te observeren, zonder in gewoontemodellen te vervallen. In plaats van automatisch toe te geven aan de drang naar een sigaret, ontstaat de mogelijkheid om even stil te staan en de situatie opnieuw te evalueren. Deze verbeterde zelfwaarneming versterkt de selbstregulation – het vermogen om impulsen te beheersen en bewuste beslissingen te nemen [s121]. Een mindful omgaan met stresssituaties – vaak triggers voor terugval – draagt ook bij aan de langdurige stabilisatie. Yoga kan deze processen ondersteunen door lichamelijke en mentale spanningen te verlichten en het welzijn te verhogen [s122]. De combinatie van yoga en mindfulness bevordert bovendien de emotionele regulatie en versterkt zo de veerkracht tegen verslavingsdrang. Wie bijvoorbeeld regelmatig yoga beoefent en mindfulness-oefeningen in het dagelijks leven integreert, verbetert zijn lichaamswaarneming en ontwikkelt strategieën om met uitdagende emoties om te gaan, zonder naar nicotine terug te grijpen [s122]. Een dergelijke holistische benadering kan de langdurige gezondheid en het welzijn duurzaam positief beïnvloeden.

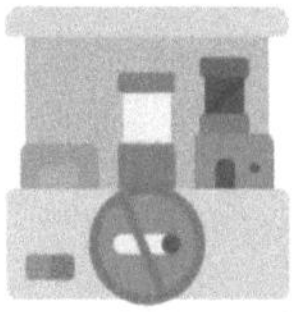

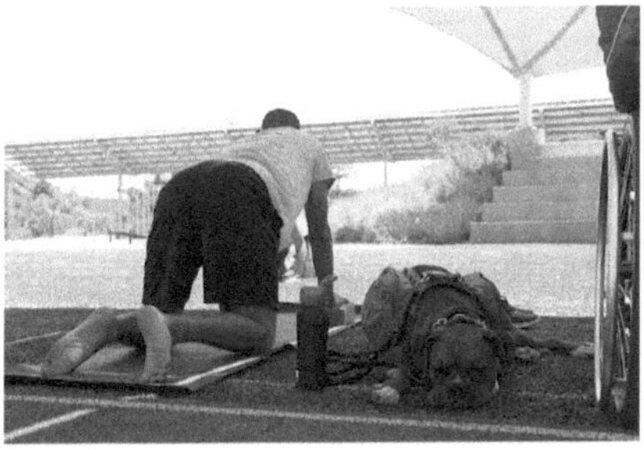

Ademhalingstechnieken [i20]

Goed om te weten

Yoga

Yoga kan door de combinatie van lichamelijke oefeningen, ademtechnieken en meditatie stress verminderen, de lichaamswaarneming verbeteren en de emotionele regulatie bevorderen, wat de langdurige onthouding van tabak ondersteunt.

Gezondheidsverbeteringen na het stoppen met roken

Vergelijking van gezondheidsvoordelen in de tijd

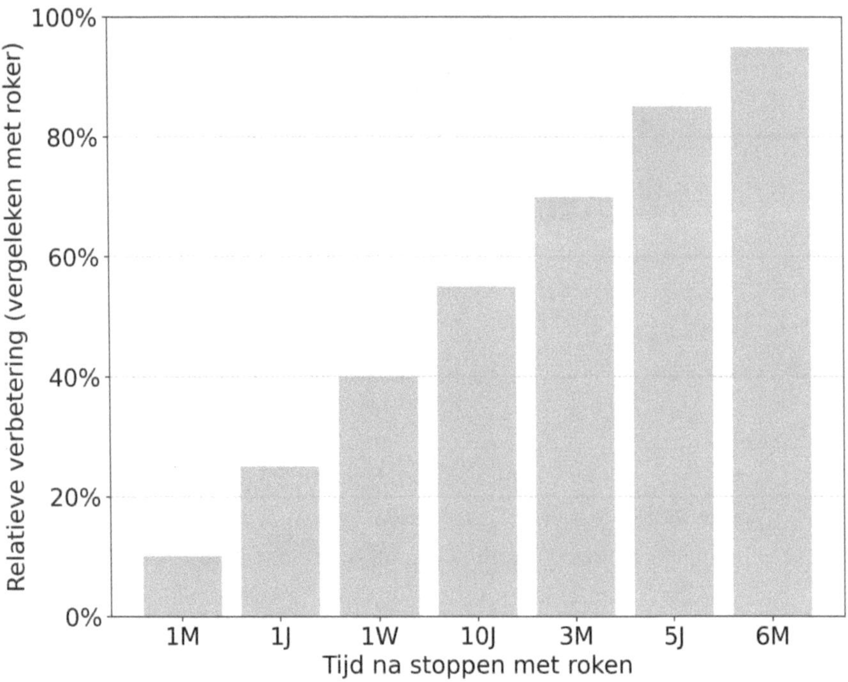

10J: 10 Jaar

1J: 1 Jaar

1M: 1 Maand

1W: 1 Week

3M: 3 Maanden

5J: 5 Jaar

6M: 6 Maanden

Deze grafiek benadrukt de aanzienlijke positieve impact van stoppen met roken op verschillende gezondheidsaspecten. Longcapaciteit en cardiovasculaire gezondheid vertonen de meest dramatische verbeteringen, die al vroeg beginnen en in de loop van de tijd blijven toenemen. Het geestelijk welzijn boekt ook aanzienlijke winst, wat wijst op minder stress en angst. Hoewel het risico op ernstige ziekten zoals kanker in de loop van de tijd afneemt, blijft het licht verhoogd in vergelijking met mensen die nooit hebben gerookt, wat het belang van vroegtijdig stoppen onderstreept.

Successen waarderen

Het erkennen van successen tijdens het stoppen met roken versterkt de motivatie en bevordert het doorzettingsvermogen. Het gaat hierbij niet alleen om het uiteindelijke doel van de tabakabstinenz, maar ook om de kleine stappen op deze weg. Elke dag dat er niet gerookt wordt, elke overwonnen verlangensaanval en elke nieuw gevestigde gezonde gewoonte zijn successen die gewaardeerd moeten worden [s123]. Deze erkenning kan op verschillende manieren plaatsvinden. Bijvoorbeeld door jezelf een kleine beloning te geven – een ontspannend bad, een goed boek of een bioscoopbezoek. Belangrijk is dat de beloning niet verbonden is met roken of andere ongezonde gedragingen. Ook het bijhouden van successen, bijvoorbeeld in een dagboek of een app, kan de motivatie verhogen en het bewustzijn van de eigen vooruitgang scherper maken. Het documenteren van de rookvrije dagen, het bespaarde geld of de positieve veranderingen in het lichamelijk welzijn visualiseert het persoonlijke succes en versterkt de beslissing voor een rookvrij leven. Daarnaast kunnen positieve feedback uit de sociale omgeving de motivatie versterken. De uitwisseling met andere mensen die ook gestopt zijn met roken of die je ondersteunen in dit voornemen, creëert een gevoel van verbondenheid en begrip. Ook kleine, zelfgestelde prikkels kunnen de motivatie verder bevorderen [s124]. Zo kun je jezelf bijvoorbeeld na een week rookvrij zijn een kleine wens vervullen of na een maand een grotere aankoop plannen. Deze zelfgekozen prikkels werken individueel motiverend en helpen om de langdurige abstinentie te verankeren.

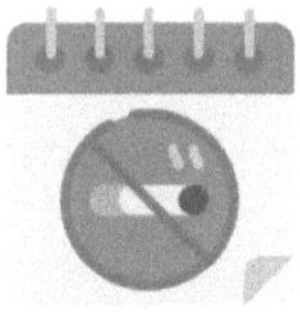

Goed om te weten

Prikkels

Positieve versterkers die de motivatie voor rookvrijheid bevorderen. Ze kunnen materieel of immaterieel van aard zijn en helpen om de langdurige abstinentie te verankeren.

Verlangensaanval

De plotselinge, intense behoefte aan een sigaret. Deze aanvallen kunnen in verschillende intensiteit en frequentie optreden en vormen een uitdaging voor de langdurige stabilisatie. Het succesvol omgaan met verlangensaanvallen versterkt het zelfvertrouwen en verankert de abstinentie.

Visualiseren

Je het succes van rookvrij zijn beeldend voorstellen. De visualisatie van positieve aspecten, zoals gezondheidsverbeteringen of financiële besparingen, kan de motivatie versterken en de langdurige abstinentie bevorderen.

Verlangen in de loop van de tijd

Afname van nicotineverlangen in de loop van de tijd na het stoppen.

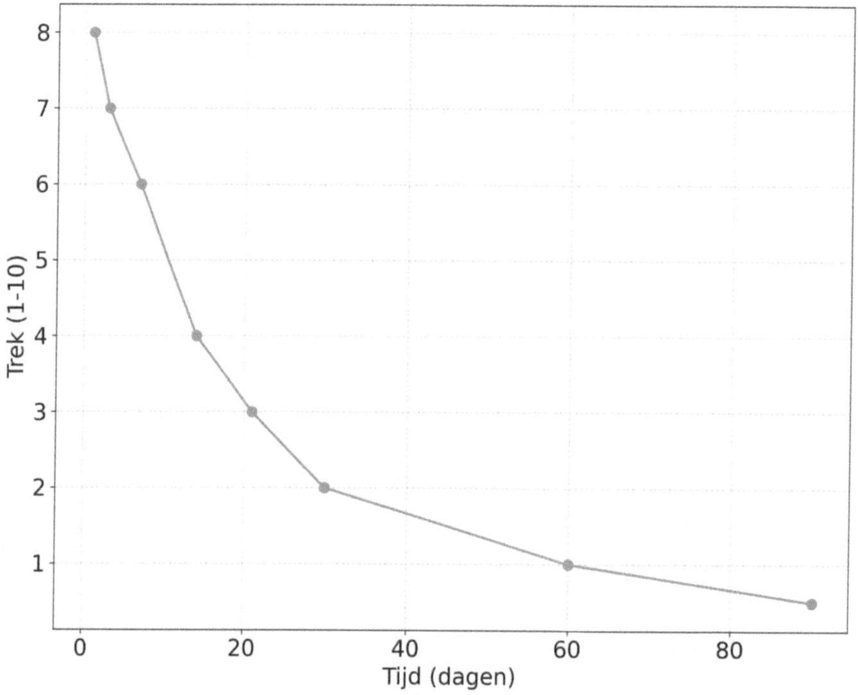

De grafiek laat een significante afname zien van de intensiteit van het verlangen in de loop van de tijd, wat duidt op een succesvolle beheersing van ontwenningsverschijnselen en een verhoogde kans op langdurige abstinentie. Hoewel het aanvankelijke verlangen sterk is, neemt het gestaag af, wat de effectiviteit van copingstrategieën en de aanpassing van het lichaam aan de afwezigheid van nicotine benadrukt.

Concrete adviezen

- Verbind uw rookvrijheid met een nieuwe levensfase, bijvoorbeeld een verhuizing of een baanwisseling.
- Ontwikkel uw eigen 'rookvrij-filosofie': formuleer uw persoonlijke waarden en overtuigingen die uw tabaksvrijheid ondersteunen.
- Creëer een 'innerlijke beschermingsruimte' waar u zich mentaal kunt terugtrekken wanneer de drang opkomt. Stel deze plek gedetailleerd voor: kleuren, geuren, geluiden.
- Verander de drang naar een sigaret in positieve energie: maak een snelle wandeling, doe een paar push-ups of dans op uw favoriete muziek.
- Ontwikkel een 'noodrecept' tegen de rookdrang: welke concrete stappen helpen u in acute momenten? Schrijf deze op en draag de lijst bij u.
- Vier uw rookvrijheid regelmatig met een symbolische daad: plant een boom, laat een luchtballon opstijgen of schrijf een brief aan uw vroegere roker-ik.
- Verander uw taalgebruik: spreek niet meer van 'stoppen', maar van 'vrij zijn'. Benadruk uw keuze voor een gezond leven.
- Vind uw persoonlijke rookvrij-symbool: een steen, een sieraad, een afbeelding – iets dat u herinnert aan uw kracht en uw succes.
- Ontwikkel een 'intern rookvrij-team': stel u voor welke personen – echt of fictief – u op uw weg ondersteunen en u kracht geven.
- Zie uw rookvrijheid als een creatief proces: vorm actief en speels uw nieuwe identiteit.
- Verbind uw zintuigen met uw rookvrijheid: welke geuren, smaken, geluiden ondersteunen uw nieuwe levensgevoel? Creëer uw eigen 'zintuigenwereld'.

5. 3 Levensverwachtingen

Duurzame tabakvrijheid vereist meer dan alleen het opgeven van sigaretten. Dit gedeelte belicht het belang van persoonlijke ontwikkeling, sociale heroriëntatie en gezondheidsdoelstellingen voor langdurig succes. Ontdek welke uitdagingen deze gebieden met zich meebrengen en hoe ze uw rookvrijheid kunnen stabiliseren. Ontdek uw potentieel voor een rookvrij en vervuld leven.

Duurzame rookvrijheid vereist de bewuste vormgeving van de eigen levensperspectief, van persoonlijke ontwikkeling tot sociale heroriëntatie en gezondheidsdoelstellingen.

Persoonlijkheidsontwikkeling

Persoonlijkheidsontwikkeling in de context van rookstop betekent dat men zich bezighoudt met eigen gedrags- en denkpatronen, emoties en gedachten om de noodzakelijke veranderingen te realiseren en op lange termijn te verankeren. achtsamkeit kan daarbij een waardevol hulpmiddel zijn. Het traint de bewuste waarneming van het huidige moment, zonder te oordelen. [s125] Dit helpt om automatische reacties, zoals het grijpen naar een sigaret in stressvolle situaties, te herkennen en te onderbreken. In plaats van toe te geven aan de gebruikelijke impuls om te handelen, ontstaat er ruimte voor nieuwe, bewuste keuzes. Door regelmatig mindfulness-training leert men emoties zoals angst of onrust te observeren zonder overweldigd te worden. Deze verbeterde selbstregulation heeft een positieve invloed op de motivatie en versterkt het vermogen om met uitdagende situaties om te gaan. [s125] selbstmitgefuehl, een ander aspect dat door mindfulness wordt bevorderd, ondersteunt dit proces door de innerlijke criticus te kalmeren en de acceptatie van mislukkingen te vergemakkelijken. [s125] Zoals een spier die sterker wordt door training, ontwikkelt men zo het vermogen om ook in moeilijke momenten de weg naar rookvrijheid vol te houden. Een andere benadering die in het onderzoek steeds meer aandacht krijgt, is de psychedelische therapie. Studies suggereren dat gecontroleerde ervaringen met psychedelische stoffen onder therapeutische begeleiding de waarneming en het bewustzijn kunnen uitbreiden. [s126] Dit kan leiden tot een nieuw perspectief op het eigen leven, de verslaving en de bijbehorende gedragspatronen. Door de veranderde waarneming kunnen emotionele en sociale verwerkingsstrategieën worden hersteld en de cognitieve flexibiliteit worden verbeterd. [s126] Hierdoor kan het lukken om vastgeroeste denkpatronen te doorbreken en nieuwe manieren te vinden om met emoties en sociale interacties om te gaan. De ervaring van een "nieuw ontwaken" kan de motivatie voor verandering vergroten

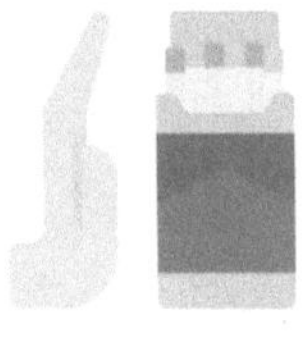

en de ontwikkeling van een nieuwe levenszin ondersteunen, die niet langer door de verslaving wordt bepaald. [s126] De verbeterde impulscontrole, die door psychedelische therapie kan worden bereikt, helpt ook om de drang naar sigaretten te weerstaan en rookvrijheid te bereiken. [s126] Het is belangrijk te benadrukken dat psychedelische therapie een nog jong onderzoeksgebied is en dat de toepassing alleen onder strikte medische en therapeutische supervisie moet plaatsvinden.

Sociale heroriëntatie

Sociale heroriëntatie in de context van tabakontwenning omvat het bewust vormgeven van de sociale omgeving om rookvrijheid te ondersteunen en terugval te voorkomen. Zoals studies aantonen, beïnvloeden sociale verbindingen aanzienlijk de rookgewoonten, zowel bij het beginnen met roken als later [s127]. Bestaande sociale netwerken kunnen, vooral in levensfasen van verandering, zowel belemmerend als bevorderend zijn op de weg naar tabakabstinenz [s127]. Voormalige rokers melden bijvoorbeeld dat stabiele sociale relaties, die zich van rokende kringen distantieerden, wezenlijk bijdroegen aan hun succes [s127]. Een dergelijke heroriëntatie kan betekenen dat men nieuwe sociale contacten zoekt die rookvrijheid ondersteunen, of bestaande relaties opnieuw evalueert en indien nodig verandert. Het gaat hierbij niet noodzakelijk om een volledige breuk met rokende vrienden of familieleden, maar eerder om een bewuste confrontatie met de eigen behoeften en grenzen. Dit kan betekenen dat men in gezelschap situaties creëert waarin roken geen rol speelt, of openlijk spreekt over de eigen wens naar ondersteuning. De sociale dynamiek binnen groepen beïnvloedt ook het succes van de ontwenning. Onderzoek naar sociale netwerken van rokers identificeerde verschillende subgroepen met verschillende succespercentages bij tabakabstinentie [s128]. Terwijl een groep gekenmerkt werd door uitgebreide sociale ondersteuning, bereikte zij toch geen optimale abstinentiepercentages. Een andere groep, gekenmerkt door frequent contact met rokers en een verhoogd stressniveau, vertoonde lagere succespercentages [s128]. Deze bevindingen benadrukken dat de kwaliteit van sociale interacties – niet alleen de kwantiteit – cruciaal is. Een positieve sociale omgeving die begrip en aanmoediging biedt, kan het ontwenningproces vergemakkelijken. Omgekeerd kunnen stress en constant contact met rokers de kans op terugval verhogen. Het bewust vormgeven van de sociale omgeving en het zoeken naar ondersteunende relaties winnen daarom aan belang. Naast de persoonlijke omgeving spelen ook maatschappelijke normen en stigmatisierung een rol. Zo blijkt bijvoorbeeld bij zwangere vrouwen dat de

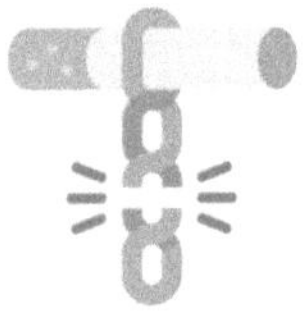

maatschappelijke veroordeling van roken leidt tot verborgen consumptie en bemoeilijkte toegang tot hulpaanbiedingen [s129]. Hieruit blijkt dat een verandering van de maatschappelijke perceptie en een open, onpartijdige omgang met het thema roken noodzakelijk zijn om betrokkenen de weg naar rookvrijheid te vergemakkelijken.

Nieuwe sociale activiteiten na stoppen

Verdeling van de tijd besteed aan nieuwe sociale activiteiten na het stoppen met tabak.

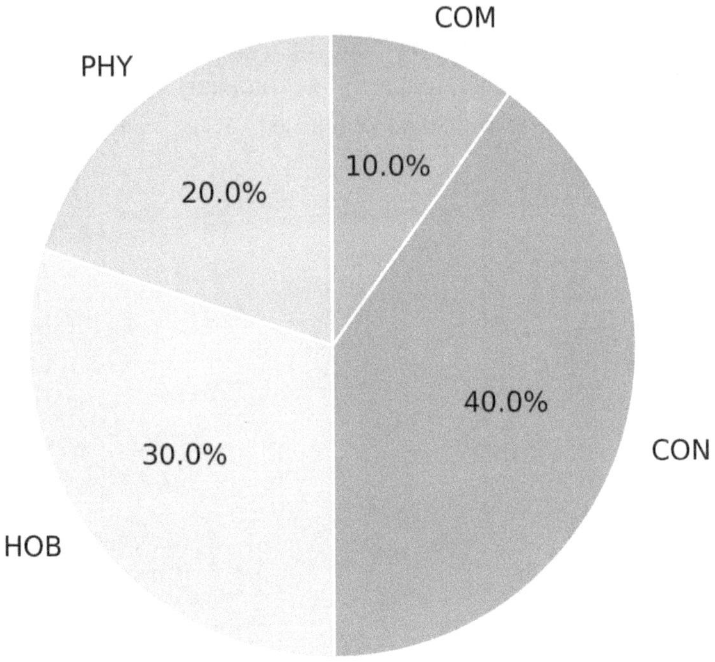

COM: Betrokkenheid bij de gemeenschap	CON: Contact met geliefden
HOB: Hobby's en interesses	PHY: Lichamelijke activiteiten

Het grootste deel van de tijd wordt besteed aan 'Contact met geliefden', wat het belang van sociale steun tijdens deze overgang benadrukt. 'Hobby's en interesses' en 'Lichamelijke activiteiten' vertegenwoordigen ook aanzienlijke delen, wat wijst op een positieve verschuiving naar een gezondere levensstijl. Hoewel 'Betrokkenheid bij de gemeenschap' kleiner is, draagt het toch bij aan het algehele welzijn en de sociale integratie. Deze verdeling suggereert een evenwichtige aanpak voor het heropbouwen van het sociale leven na het stoppen met tabak, gericht op zowel persoonlijke vervulling als het versterken van relaties.

Gezondheidsdoelstellingen

Gezondheidsdoelstellingen bij het stoppen met roken gaan verder dan alleen het stoppen en omvatten de algehele levenskwaliteit. Ze dienen als kompas en motivatie, vooral wanneer de weg naar de tabakvrijheid steinig wordt. Een effectieve strategie is om de doelstellingen in verschillende gebieden te verdelen: lichamelijke gezondheid, psychisch welzijn en sociale integratie. Lichamelijke doelen kunnen de verbetering van de longfunctie, de verhoging van de fitheid of de vermindering van het kankerrisico omvatten. Psychische doelen betreffen het omgaan met stress, het verbeteren van de slaap of het versterken van het zelfvertrouwen. Op sociaal gebied gaat het om het onderhouden van bestaande en het opbouwen van nieuwe relaties die de rookvrijheid ondersteunen. Deze indeling helpt om het complexe proces van stoppen met roken te structureren en successen in afzonderlijke gebieden zichtbaar te maken. Zo kan bijvoorbeeld de verbetering van de uithoudingsvermogen bij sport – een meetbaar lichamelijk doel – de motivatie versterken en het doorzettingsvermogen bevorderen, ook al is de psychische belasting tijdelijk hoog. De aard van de doelstelling beïnvloedt ook het succes. In plaats van alleen het ongewenste gedrag – roken – te vermijden, moeten positieve doelen worden geformuleerd die de focus op de gewenste resultaten richten. "Ik wil weer vrij kunnen ademhalen" is motiverender dan "Ik wil niet meer roken". De betrokkenheid van gedrags-economische principes kan de doelrealisatie verder ondersteunen [s130]. Net als bij kankerpatiënten, wiens behandelingsmotivatie door gerichte prikkels kan worden verhoogd, kunnen ook bij het stoppen met roken positieve versterkers worden ingezet. Kleine beloningen voor behaalde mijlpalen, bijvoorbeeld een ontspannend bad na een rookvrije week, kunnen de motivatie bevorderen en het doorzettingsvermogen versterken. Daarbij is de actieve begeleiding door medisch personeel, met name door speciaal opgeleide

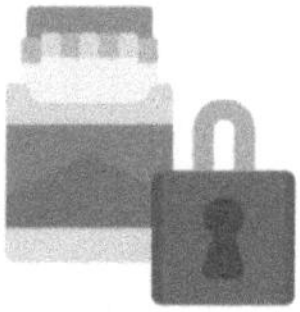

praktijkaanbieders, net zo belangrijk als bij de kankertherapie, om individuele obstakels te overwinnen en het gebruik van ondersteunende maatregelen te bevorderen [s130]. De betrokkenheid van de sociale omgeving speelt een cruciale rol. Open communicatie over de eigen doelen en het vragen om ondersteuning kunnen het begrip en de motivatie bevorderen.

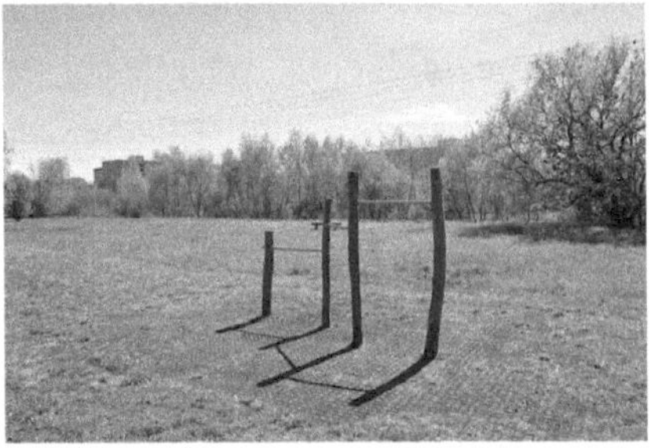

Fitheid [i21]

Goed om te weten

Gedrags-economische principes

Gedrags-economische principes kunnen worden gebruikt bij het stoppen met roken om de motivatie te verhogen en het gedrag positief te beïnvloeden. Beloningssystemen en gerichte prikkels kunnen de weg naar tabakvrijheid vergemakkelijken.

Tabakvrijheid

Tabakvrijheid beschrijft de toestand van volledige onthouding van tabaksgebruik. Het is het belangrijkste doel van het stoppen met roken en draagt aanzienlijk bij aan de verbetering van de gezondheid en levenskwaliteit.

Levenskwaliteit na stoppen met roken

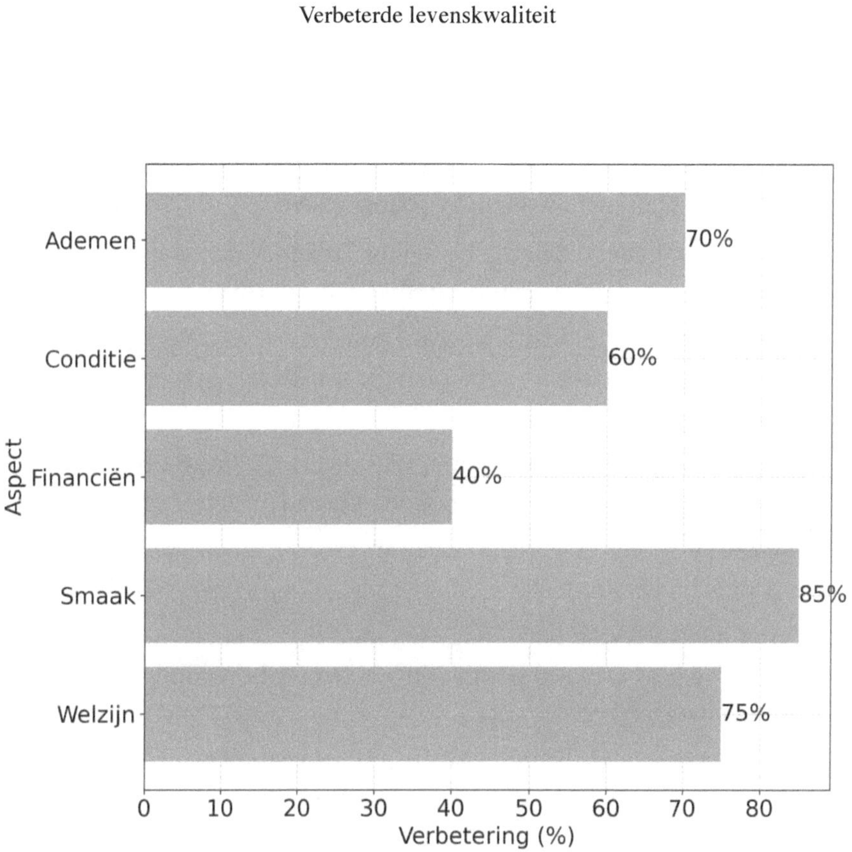

ADM: Ademen
CON: Conditie
FIN: Financiën
SMA: Smaak
WEL: Welzijn

De levenskwaliteit verbetert aanzienlijk op verschillende gebieden na het stoppen met roken. De verbetering van de fysieke conditie valt vooral op, gevolgd door de verbetering van de ademhaling en het algehele welzijn. De financiële verbetering is ook merkbaar, maar minder uitgesproken dan de gezondheidsvoordelen.

Concrete adviezen

- Ontwikkel uw persoonlijke levensmotto voor de tijd na het roken, dat u herinnert aan uw nieuwe vrijheid.
- Creëer een visuele "levensboom" en noteer daarop de vruchten van uw rookvrijheid, zoals meer energie of financiële onafhankelijkheid.
- Ontwerp uw persoonlijke "rookvrij-kaart": Markeer plaatsen die u wilt verbinden met uw nieuwe, gezonde leven.
- Schrijf een fictieve dialoog tussen uw "rokende ik" en uw "niet-rokende ik" om de innerlijke conflicten te begrijpen en op te lossen.
- Creëer een "vision board" voor uw rookvrije leven: Verzamel afbeeldingen, citaten en symbolen die uw doelen en wensen visualiseren.
- Ontwikkel een persoonlijk "rookvrij-manifest": Formuleer uw principes en verplichtingen voor een gezond en zelfbepaald leven.
- Vertel uw rookvrije verhaal: Deel uw ervaringen en successen met anderen en inspireer hen.
- Vind uw "rookvrije lied": Kies een muziekstuk dat u verbindt met positieve gevoelens en herinneringen aan uw bevrijding van de nicotineverslaving.
- Ontwikkel een "dankbaarheidsritueel": Noteer elke avond drie dingen waarvoor u dankbaar bent met betrekking tot uw rookvrijheid.
- Creëer een "krachtplek" in de natuur: Bezoek deze plek regelmatig om nieuwe energie op te doen en uw verbinding met de natuur te versterken.
- Verbind uw rookvrijheid met een artistiek project: Schrijf een gedicht, schilder een afbeelding of componeer een muziekstuk dat uw transformatie uitdrukt.

Terugblik - 5. Duurzaam rookvrij

Duurzame tabaksvrijheid bereikt u niet alleen door simpelweg te stoppen met roken, maar door een ingrijpende verandering in uw levensstijl en zelfbeeld. De weg daarheen kan uitdagend lijken, maar met de juiste strategieën en een positieve houding kunt u uw doelen bereiken en een gezonder, vervullender leven leiden. Het is eerst belangrijk om de vroege waarschuwingssignalen van een mogelijke terugval te herkennen. Let op lichamelijke en psychische veranderingen zoals een verhoogde eetlust, onrust, maar ook op subtiele verschuivingen in uw stemming of uw houding ten opzichte van roken. Analyseer uw persoonlijke risicosituaties – zoals stress, sociale gelegenheden of bepaalde tijdstippen van de dag – en ontwikkel vooraf concrete actieplannen voor deze momenten. Een ontspannende wandeling, een telefoontje naar een vertrouwenspersoon of een mindfulness-oefening kan u helpen om de drang te overwinnen voordat het tot een terugval komt.

Het ontwikkelen van individuele noodstrategieën is cruciaal voor langdurig succes. Maak een persoonlijk noodplan dat concrete instructies bevat voor verschillende uitdagingen. Denk na over welke activiteiten u helpen in emotioneel belastende situaties, welke gedachten u versterken wanneer de drang toeneemt en welke personen u in geval van nood kunt contacteren. Oefen alternatieve gedragingen voor risicovolle situaties. Als u bijvoorbeeld gewend was om na het eten een sigaret te roken, kunt u in plaats daarvan een kruidenthee drinken of een stuk fruit eten. Het vermijden van risicovolle situaties en het toepassen van uw noodstrategieën vergroot uw kansen om blijvend rookvrij te blijven.

Versterk uw zelfvertrouwen door uw successen – hoe klein ze ook mogen lijken – bewust waar te nemen en te waarderen. Elke rookvrije dag, elke overwonnen drangaanval is een stap in de goede richting. Beloon uzelf voor uw vooruitgang, documenteer uw successen in een dagboek of app en vraag om positieve feedback uit uw sociale omgeving. Het ontwikkelen van een nieuwe identiteit als niet-roker is een belangrijk onderdeel van dit proces. Herontwerp uw routines en gewoonten, vind nieuwe activiteiten die u plezier brengen en zoek sociale contacten die uw rookvrijheid ondersteunen. Mindfulness-oefeningen kunnen u helpen om uw zelfperceptie te verfijnen en uw nieuwe identiteit te verankeren.

De weg naar duurzame tabaksvrijheid is een individueel proces dat tijd, geduld en inzet vereist. Er zullen uitdagingen zijn, maar laat u niet ontmoedigen. Focus op uw doelen, maak gebruik van de beschikbare middelen en wees trots op elke stap die u zet. U heeft de kracht om uw leven te veranderen en een gezonder, rookvrij leven te leiden. Investeer in uzelf – het is de moeite waard!

Gratis extra aanbiedingen gepland

We zijn verheugd u in de toekomst gratis aanvullende materialen voor dit boek te kunnen aanbieden:

- Een exclusief bonushoofdstuk met extra inhoud
- Een compacte samenvatting van het hele boek in PDF-formaat
- Een hoorspelversie (In Planning)

De publicatie van deze materialen staat gepland voor 2025.
U bent van harte welkom om onze website vandaag al te bezoeken. Zodra onze nieuwsbriefservice start (verwacht in 2025), kunt u zich daar registreren voor updates en mist u geen nieuws over de gratis extra aanbiedingen.

www.SaageBooks.com/nl/stoppen_met_roken-bonus-EIIMBD

Beste lezers,

Wij voelen ons zeer vereerd dat u de tijd heeft genomen om ons boek van begin tot eind te lezen. Het is onze grootste wens om u waardevolle inzichten en praktische begeleiding te bieden. Uw vertrouwen in ons werk betekent veel voor ons. Wij hopen dat het lezen verrijkend voor u was. Als u vragen of suggesties heeft, neem dan gerust contact met ons op via onze website.

Als u dit boek heeft gewaardeerd, zouden wij een eerlijke recensie zeer op prijs stellen. U kunt uw eerlijke beoordeling eenvoudig achterlaten op het verkoopplatform waar u het boek heeft gekocht.
Bedankt voor uw steun!

Bendis Saage

Saage Media GmbH - Team

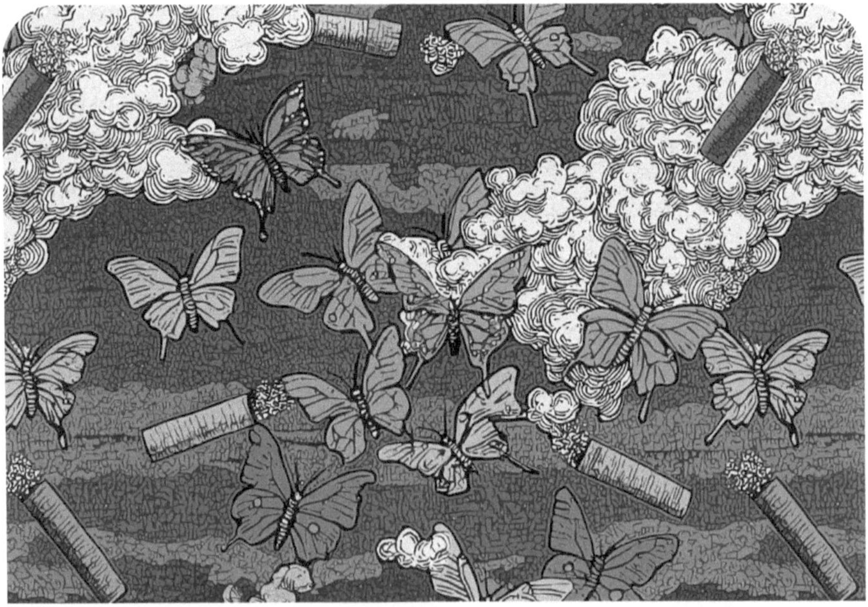

www.SaageBooks.com/nl

Ontdek meer! Onze uitgeverijwebsite biedt u een gevarieerde selectie van aanvullende boeken. Naast gratis content en exclusief bonusmateriaal vindt u er ook diepgaande informatie over onze werken. Blader door ons uitgebreide digitale aanbod en laat u inspireren door aanvullende leeservaringen.

www.SaageBooks.com/nl

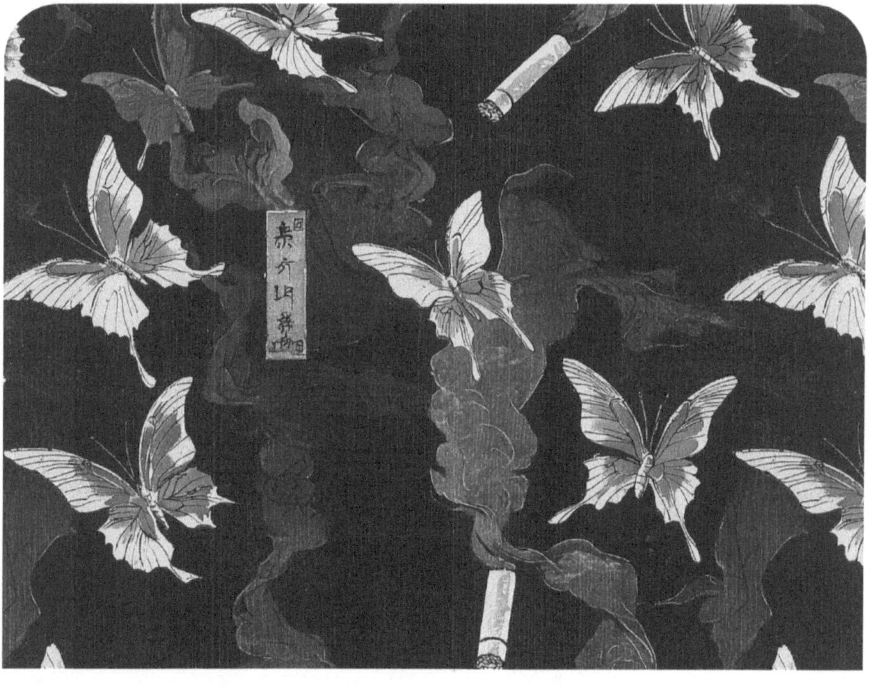

Bronnen

Onze oprechte dank gaat uit naar alle auteurs van de geciteerde wetenschappelijke en niet-wetenschappelijke bronnen, de beheerders van de gerefereerde websites en de makers van de gebruikte afbeeldingen, grafieken en studies, wier waardevolle werk heeft bijgedragen aan de totstandkoming van dit boek.
Voor meer informatie raden wij u aan de bronwebsites te bezoeken.
Als u mapping fouten of andere inconsistenties ontdekt, neem dan contact met ons op.

Alle bronnen zijn voor het laatst geraadpleegd op: 2025-02-11

[s1] - https://pmc.ncbi.nlm.nih.gov/articles/PMC2946180/

Auteur:	Neal L Benowitz	**Titel:**	Pharmacology of Nicotine: Addiction, Smoking-Induced Disease, and Therapeutics
door:	University of California, San Francisco	**DOI:**	10.1146/annurev.pharmtox.48.113006.094742
Datum:	2009	**Website:**	PubMed Central (PMC)
Uitgever:	Annual review of pharmacology and toxicology		

[s2] - https://pmc.ncbi.nlm.nih.gov/articles/PMC2928221/

Auteur:	Neal L Benowitz	**Titel:**	Nicotine Addiction
door:	University of California, San Francisco	**DOI:**	10.1056/NEJMra0809890
Datum:	2010 Jun 17	**Website:**	PubMed Central (PMC)
Uitgever:	The New England journal of medicine		

[s3] - https://www.ncbi.nlm.nih.gov/books/NBK555599/

Auteur:	United States Public Health Service Office of the Surgeon General; National Center for Chronic Disease Prevention and Health Promotion (US) Office on Smoking and Health	**Titel:**	New Biological Insights into Smoking Cessation
door:	US Department of Health and Human Services	**Datum:**	2020
Website:	NCBI Bookshelf	**Uitgever:**	US Department of Health and Human Services

[s4] - https://pmc.ncbi.nlm.nih.gov/articles/PMC3025154/

Auteur:	R C Jiloha	**Titel:**	Biological basis of tobacco addiction: Implications for smoking-cessation treatment
door:	Department of Psychiatry, G. B. Pant Hospital, Maulana Azad Medical College and University of Delhi, India	**DOI:**	10.4103/0019-5545.74303
Datum:	2010 Oct-Dec	**Website:**	PubMed Central (PMC)
Uitgever:	Indian Journal of Psychiatry		

[s5] - https://pmc.ncbi.nlm.nih.gov/articles/PMC7765398/

Auteur:	Laurie Zawertailo, Sophia Attwells, Wayne K deRuiter, Thao Lan Le, Danielle Dawson, Peter Selby	**Titel:**	Food Addiction and Tobacco Use Disorder: Common Liability and Shared Mechanisms
door:	University of Toronto; Centre for Addiction and Mental Health	**DOI:**	10.3390/nu12123834
Datum:	2020 Dec 15	**Website:**	PubMed Central (PMC)
Uitgever:	Nutrients		

[s6] - https://pubmed.ncbi.nlm.nih.gov/33716514/

Auteur:	Bucklin M	**Titel:**	A 5-Factor Framework for Assessing Tobacco Use Disorder
DOI:	10.1177/1179173X21998355	**Datum:**	02/26/2021
Website:	PubMed	**Uitgever:**	Tob Use Insights

[s7] - https://pubmed.ncbi.nlm.nih.gov/10973935/

Auteur:	Quattrocki E; Baird A; Yurgelun-Todd D	**Titel:**	Biological aspects of the link between smoking and depression
Datum:	2000 Sep	**Website:**	PubMed
Uitgever:	Harv Rev Psychiatry		

[s8] - https://pmc.ncbi.nlm.nih.gov/articles/PMC3188825/

Auteur:	Manoranjan S D'Souza, Athina Markou	**Titel:**	Neuronal Mechanisms Underlying Development of Nicotine Dependence: Implications for Novel Smoking-Cessation Treatments
door:	University of California, San Diego	**Datum:**	2011 Jul
Website:	PubMed Central (PMC)	**Uitgever:**	Addiction Science & Clinical Practice

[s9] - https://pmc.ncbi.nlm.nih.gov/articles/PMC3195407/

Auteur:	J Audrain-McGovern, NL Benowitz	**Titel:**	Cigarette Smoking, Nicotine, and Body Weight
DOI:	10.1038/clpt.2011.105	**Datum:**	2011 Jun 1
Website:	PubMed Central (PMC)	**Uitgever:**	Clinical pharmacology and therapeutics

[s10] - https://pmc.ncbi.nlm.nih.gov/articles/PMC3025154/

Auteur:	R C Jiloha	**Titel:**	Biological basis of tobacco addiction: Implications for smoking-cessation treatment
door:	Department of Psychiatry, G. B. Pant Hospital, Maulana Azad Medical College and University of Delhi, India	**DOI:**	10.4103/0019-5545.74303
Datum:	2010 Oct-Dec	**Website:**	PubMed Central (PMC)
Uitgever:	Indian Journal of Psychiatry		

[s11] - https://pmc.ncbi.nlm.nih.gov/articles/PMC2946180/

Auteur:	Neal L Benowitz	**Titel:**	Pharmacology of Nicotine: Addiction, Smoking-Induced Disease, and Therapeutics
door:	University of California, San Francisco	**DOI:**	10.1146/annurev.pharmtox.48.113006.094742
Datum:	2009	**Website:**	PubMed Central (PMC)
Uitgever:	Annual review of pharmacology and toxicology		

[s12] - https://pmc.ncbi.nlm.nih.gov/articles/PMC6162172/

Auteur:	Lea M Martin, Michael A Sayette	**Titel:**	A Review of the Effects of Nicotine on Social Functioning
door:	University of Pittsburgh	**DOI:**	10.1037/pha0000208
Datum:	2018 Jun 28	**Website:**	PubMed Central (PMC)
Uitgever:	Experimental and clinical psychopharmacology		

[s13] - https://nida.nih.gov/publications/research-reports/tobacco-nicotine-e-cigarettes/nicotine-addictive

Titel:	Tobacco, Nicotine, & E-Cigarettes	**door:**	National Institute on Drug Abuse (NIDA)
Website:	NIDA	**Uitgever:**	NIDA

[s14] - https://pmc.ncbi.nlm.nih.gov/articles/PMC5490618/

Auteur:	Robert West	**Titel:**	Tobacco smoking: Health impact, prevalence, correlates and interventions
door:	Department of Behavioural Science and Health, University College London, London, UK	**DOI:**	10.1080/08870446.2017.1325890
Datum:	2017 May 28	**Website:**	PubMed Central (PMC)
Uitgever:	Psychology & Health		

[s15] - https://pmc.ncbi.nlm.nih.gov/articles/PMC2897895/

Auteur:	R Kathryn McHugh, Bridget A Hearon, Michael W Otto	**Titel:**	Cognitive-Behavioral Therapy for Substance Use Disorders
door:	Boston University	**DOI:**	10.1016/j.psc.2010.04.012
Datum:	2010 Sep	**Website:**	PubMed Central (PMC)

[s16] - https://pmc.ncbi.nlm.nih.gov/articles/PMC7611646/

Auteur:	Gemma MJ Taylor, Amanda L Baker, Nadine Fox, David S Kessler, Paul Aveyard, Marcus R Munafò	**Titel:**	Addressing concerns about smoking cessation and mental health: theoretical review and practical guide for healthcare professionals
DOI:	10.1192/bja.2020.52	**Datum:**	2020 Sep 10
Website:	PubMed Central (PMC)	**Uitgever:**	BJPsych advances

[s17] - https://pmc.ncbi.nlm.nih.gov/articles/PMC8121093/

Auteur:	Gemma MJ Taylor, Nicola Lindson, Amanda Farley, Andrea Leinberger-Jabari, Katherine Sawyer, Rebecca te Water Naudé, Annika Theodoulou, Naomi King, Chloe Burke, Paul Aveyard	**Titel:**	Smoking cessation for improving mental health
door:	National Center for Biotechnology Information (NCBI)	**DOI:**	10.1002/14651858.CD013522.pub2
Datum:	2021 Mar 9	**Website:**	PubMed Central (PMC)
Uitgever:	The Cochrane Database of Systematic Reviews		

[s18] - https://pmc.ncbi.nlm.nih.gov/articles/PMC7647439/

Auteur:	Zev Schuman-Olivier, Marcelo Trombka, David A Lovas, Judson A Brewer, David R Vago, Richa Gawande, Julie P Dunne, Sara W Lazar, Eric B Loucks, Carl Fulwiler	**Titel:**	Mindfulness and Behavior Change
DOI:	10.1097/HRP.0000000000000277	**Datum:**	2020 Nov 6
Website:	PMC (PubMed Central)	**Uitgever:**	Harvard Review of Psychiatry

[s19] - https://pmc.ncbi.nlm.nih.gov/articles/PMC11508344/

Auteur:	Julio A Camacho-Ruiz, Carmen M Galvez-Sánchez, Federica Galli, Rosa M Limiñana Gras	**Titel:**	Patterns and Challenges in Help-Seeking for Addiction among Men: A Systematic Review
door:	PubMed Central (PMC)	**DOI:**	10.3390/jcm13206086
Datum:	2024 Oct 12	**Website:**	pmc.ncbi.nlm.nih.gov
Uitgever:	Journal of Clinical Medicine		

[s20] - https://pmc.ncbi.nlm.nih.gov/articles/PMC10586544/

Titel:	Poster IANCONAocn 2022	**door:**	National Center for Biotechnology Information (NCBI)
DOI:	10.4103/0972-2327.383515	**Datum:**	2023 Aug 4
Website:	PubMed Central (PMC)	**Uitgever:**	Annals of Indian Academy of Neurology

[s21] - https://pmc.ncbi.nlm.nih.gov/articles/PMC6609869/

Auteur:	J Hernigou, F Schuind	**Titel:**	Tobacco and bone fractures: A review of the facts and issues that every orthopaedic surgeon should know
DOI:	10.1302/2046-3758.86.BJR-2018-0344.R1	**Datum:**	2019 Jul 5
Website:	PubMed Central (PMC)	**Uitgever:**	Bone & Joint Research

[s22] - https://pmc.ncbi.nlm.nih.gov/articles/PMC4241583/

Auteur:	Jodi C McDaniel, Kristine K Browning	**Titel:**	Smoking, Chronic Wound Healing, and Implications for Evidence-Based Practice
door:	College of Nursing, The Ohio State University, Columbus. Clinical nursing College of Nursing, The Ohio State University, Columbus.	**DOI:**	10.1097/WON.0000000000000057
Datum:	2014 Sep-Oct	**Website:**	PubMed Central (PMC)
Uitgever:	Journal of wound, ostomy, and continence nursing : official publication of The Wound, Ostomy and Continence Nurses Society / WOCN		

[s23] - https://pmc.ncbi.nlm.nih.gov/articles/PMC4601132/

Auteur:	Rachna Begh, Nicola Lindson-Hawley, Paul Aveyard	**Titel:**	Does reduced smoking if you can't stop make any difference?
door:	University of Oxford	**DOI:**	10.1186/s12916-015-0505-2
Datum:	2015 Oct 12	**Website:**	PubMed Central (PMC)
Uitgever:	BMC Medicine		

[s24] - https://pmc.ncbi.nlm.nih.gov/articles/PMC3389568/

Auteur:	Jesse Oliver Tweed, Stanley H Hsia, Kabirullah Lutfy, Theodore C Friedman	**Titel:**	The endocrine effects of nicotine and cigarette smoke
door:	PubMed Central (PMC)	**DOI:**	10.1016/j.tem.2012.03.006
Datum:	2012 May 2	**Website:**	PMC
Uitgever:	Trends in Endocrinology and Metabolism		

[s25] - https://pmc.ncbi.nlm.nih.gov/articles/PMC9875717/

Auteur:	Sangeeta Gajendra, Scott McIntosh, Sucharu Ghosh	**Titel:**	Effects of tobacco product use on oral health and the role of oral healthcare providers in cessation: A narrative review
door:	Eastman Institute for Oral Health, University of Rochester; Department of Public Health Sciences, University of Rochester; Arthur A. Dugoni School of Dentistry, University of the Pacific	**DOI:**	10.18332/tid/157203
Datum:	2023 Jan 25	**Website:**	PubMed Central (PMC)
Uitgever:	Tobacco Induced Diseases		

[s26] - https://pmc.ncbi.nlm.nih.gov/articles/PMC10519547/

Auteur:	Mueataz A Mahyoub, Sarah Al-Qurmoti, Ayesha Akram Rai, Mustafa Abbas, Majed Jebril, Mohammed Alnaggar, Shuixiang He	**Titel:**	Adverse physiological effects of smoking cessation on the gastrointestinal tract: A review
door:	PubMed Central (PMC)	**DOI:**	10.1097/MD.0000000000035124
Datum:	2023 Sep 22	**Website:**	PMC
Uitgever:	Medicine		

[s27] - https://pmc.ncbi.nlm.nih.gov/articles/PMC3162229/

Auteur:	Geoffrey C Williams, Heather Patrick, Christopher P Niemiec, Richard M Ryan, Edward L Deci, Holly McGregor Lavigne	**Titel:**	The Smoker's Health Project: A self-determination theory intervention to facilitate maintenance of tobacco abstinence
DOI:	10.1016/j.cct.2011.03.002	**Datum:**	2011 Mar 5
Website:	PubMed Central (PMC)		

[s28] - https://pmc.ncbi.nlm.nih.gov/articles/PMC7309212/

Auteur:	Federico Giulietti, Andrea Filipponi, Giulia Rosettani, Piero Giordano, Corrado Iacoacci, Francesco Spannella, Riccardo Sarzani	**Titel:**	Pharmacological Approach to Smoking Cessation: An Updated Review for Daily Clinical Practice
door:	IRCCS INRCA, Ancona, Italy; Università Politecnica Delle Marche, Ancona, Italy	**DOI:**	10.1007/s40292-020-00396-9
Datum:	2020 Jun 23	**Website:**	PubMed Central (PMC)
Uitgever:	High Blood Pressure & Cardiovascular Prevention		

[s29] - https://pmc.ncbi.nlm.nih.gov/articles/PMC6261256/

Auteur:	Sara Kalkhoran, Neal L Benowitz, Nancy A Rigotti	**Titel:**	Prevention and Treatment of Tobacco Use: JACC Health Promotion Series
DOI:	10.1016/j.jacc.2018.06.036	**Datum:**	2018 Aug 28
Website:	PubMed Central (PMC)	**Uitgever:**	Journal of the American College of Cardiology

[s30] - https://pmc.ncbi.nlm.nih.gov/articles/PMC8121093/

Auteur:	Gemma MJ Taylor, Nicola Lindson, Amanda Farley, Andrea Leinberger-Jabari, Katherine Sawyer, Rebecca te Water Naudé, Annika Theodoulou, Naomi King, Chloe Burke, Paul Aveyard	**Titel:**	Smoking cessation for improving mental health
DOI:	10.1002/14651858.CD013522.pub2	**Datum:**	2021 Mar 9
Website:	PubMed Central (PMC)	**Uitgever:**	The Cochrane Database of Systematic Reviews

[s31] - https://pmc.ncbi.nlm.nih.gov/articles/PMC6635501/

Auteur:	Caitlin Notley, Sarah Gentry, Jonathan Livingstone-Banks, Linda Bauld, Rafael Perera, Jamie Hartmann-Boyce	**Titel:**	Incentives for smoking cessation
DOI:	10.1002/14651858.CD004307.pub6	**Datum:**	2019 Jul 17
Website:	PubMed Central (PMC)	**Uitgever:**	The Cochrane Database of Systematic Reviews

[s32] -
https://nida.nih.gov/publications/research-reports/tobacco-nicotine-e-cigarettes/what-are-treatments-tobacco-dependence

Titel:	What are Treatments for Tobacco Dependence?	**door:**	National Institute on Drug Abuse (NIDA)
Website:	NIDA		

[s33] - https://pubmed.ncbi.nlm.nih.gov/10681484/

Auteur:	Balfour D;Benowitz N;Fagerström K; Kunze M;Keil U	**Titel:**	Diagnosis and treatment of nicotine dependence with emphasis on nicotine replacement therapy. A status report
DOI:	10.1053/euhj.1999.1949	**Datum:**	2000 Mar
Website:	PubMed	**Uitgever:**	Eur Heart J

[s34] - https://pubmed.ncbi.nlm.nih.gov/15023708/

Auteur:	Lerman C; Kaufmann V; Rukstalis M; Patterson F; Perkins K; Audrain-McGovern J; Benowitz N	**Titel:**	Individualizing nicotine replacement therapy for the treatment of tobacco dependence: a randomized trial
DOI:	10.7326/0003-4819-140-6-200403160-00009	**Datum:**	03/16/2004
Website:	PubMed	**Uitgever:**	Ann Intern Med

[s35] - https://pubmed.ncbi.nlm.nih.gov/35584242/

Auteur:	Patel SY;Wayne GF;Progovac AM; Flores M;Moyer M;Mullin B;Levy D; Saloner B;Cook BL.	**Titel:**	Effects of Medicaid coverage on receipt of tobacco dependence treatment among Medicaid beneficiaries with substance use disorder - PubMed
door:	PubMed	**DOI:**	10.1111/1475-6773.14007
Datum:	2022 Dec	**Website:**	PubMed
Uitgever:	Health Serv Res		

[s36] - https://pmc.ncbi.nlm.nih.gov/articles/PMC4824537/

Auteur:	Timothy B Baker, Megan E Piper, James H Stein, Stevens S Smith, Daniel M Bolt, David L Fraser, Michael C Fiore	**Titel:**	The Effects of the Nicotine Patch vs. Varenicline vs. Combination Nicotine Replacement Therapy on Smoking Cessation at 26 Weeks: A Randomized Controlled Trial
door:	University of Wisconsin School of Medicine and Public Health	**DOI:**	10.1001/jama.2015.19284
Datum:	2016 Jan 26	**Website:**	PubMed Central (PMC)
Uitgever:	JAMA		

[s37] - https://pubmed.ncbi.nlm.nih.gov/32600406/

Auteur:	Zawertailo L;Hendershot CS;Tyndale RF;Le Foll B;Samokhvalov AV; Thorpe KE;Pipe A;Reid RD;Selby P.	**Titel:**	Personalized dosing of nicotine replacement therapy versus standard dosing for the treatment of individuals with tobacco dependence: study protocol for a randomized placebo-controlled trial
DOI:	10.1186/s13063-020-04532-7	**Datum:**	06/29/2020
Website:	PubMed	**Uitgever:**	Trials

[s38] - https://pubmed.ncbi.nlm.nih.gov/15637394/

Auteur:	Lerman C, Patterson F, Berrettini W	**Titel:**	Treating tobacco dependence: state of the science and new directions
door:	PubMed	**DOI:**	10.1200/JCO.2005.04.058
Datum:	01/10/2005	**Website:**	PubMed
Uitgever:	J Clin Oncol		

[s39] -
https://nida.nih.gov/publications/research-reports/tobacco-nicotine-e-cigarettes/what-are-treatments-tobacco-dependence

Titel:	What Are Treatments for Tobacco Dependence?	**door:**	National Institute on Drug Abuse (NIDA)
Website:	nida.nih.gov	**Uitgever:**	NIDA

[s40] - https://pmc.ncbi.nlm.nih.gov/articles/PMC7073926/

Auteur:	Gemma M J Taylor, Taha Itani, Kyla H Thomas, Dheeraj Rai, Tim Jones, Frank Windmeijer, Richard M Martin, Marcus R Munafò, Neil M Davies, Amy E Taylor	**Titel:**	Prescribing Prevalence, Effectiveness, and Mental Health Safety of Smoking Cessation Medicines in Patients With Mental Disorders
door:	University of Bristol	**DOI:**	10.1093/ntr/ntz072
Datum:	2019 Jul 10	**Website:**	PubMed Central (PMC)
Uitgever:	Nicotine & Tobacco Research		

[s41] - https://pmc.ncbi.nlm.nih.gov/articles/PMC2518383/

Auteur:	Karl Fagerström, John Hughes	**Titel:**	Varenicline in the treatment of tobacco dependence
DOI:	10.2147/ndt.s927	**Datum:**	2008 Apr
Website:	PubMed Central (PMC)	**Uitgever:**	Neuropsychiatric Disease and Treatment

[s42] - https://pubmed.ncbi.nlm.nih.gov/24372901/

Auteur:	Kotz D, Brown J, West R	**Titel:**	'Real-world' effectiveness of smoking cessation treatments: a population study
door:	National Center for Biotechnology Information	**DOI:**	10.1111/add.12429
Datum:	2014 Mar	**Website:**	PubMed
Uitgever:	Addiction		

[s43] - https://dx.doi.org/10.15585/mmwr.mm7329a1

Auteur:	Brenna VanFrank	**Titel:**	Adult Smoking Cessation — United States, 2022
door:	Centers for Disease Control and Prevention (CDC)	**DOI:**	10.15585/mmwr.mm7329a1
Datum:	July 25, 2024	**Website:**	MMWR (Morbidity and Mortality Weekly Report)
Uitgever:	CDC		

[s44] - https://pmc.ncbi.nlm.nih.gov/articles/PMC6400424/

Auteur:	Eva AM van Eerd, Regina M van der Meer, Onno CP van Schayck, Daniel Kotz	**Titel:**	Smoking cessation for people with chronic obstructive pulmonary disease
DOI:	10.1002/14651858.CD010744.pub2	**Datum:**	2016 Aug 20
Website:	PubMed Central (PMC)	**Uitgever:**	The Cochrane Database of Systematic Reviews

[s45] - https://pmc.ncbi.nlm.nih.gov/articles/PMC2946180/

Auteur:	Neal L Benowitz	**Titel:**	Pharmacology of Nicotine: Addiction, Smoking-Induced Disease, and Therapeutics
door:	University of California, San Francisco	**DOI:**	10.1146/annurev.pharmtox.48.113006.094742
Datum:	2009	**Website:**	PubMed Central (PMC)
Uitgever:	Annual review of pharmacology and toxicology		

[s46] - https://nida.nih.gov/publications/research-reports/tobacco-nicotine-e-cigarettes/what-are-treatments-tobacco-dependence

Titel:	What are Treatments for Tobacco Dependence?	**door:**	National Institute on Drug Abuse (NIDA)
Website:	nida.nih.gov		

[s47] - https://nida.nih.gov/about-nida/noras-blog/2023/06/nida-supports-research-novel-approaches-smoking-cessation

Titel:	NIDA Supports Research on Novel Approaches to Smoking Cessation	**door:**	National Institute on Drug Abuse (NIDA)
Datum:	June 2023	**Website:**	nida.nih.gov
Uitgever:	National Institutes of Health (NIH)		

[s48] - https://pubmed.ncbi.nlm.nih.gov/35133411/

Auteur:	Rigotti NA; Kruse GR; Livingstone-Banks J; Hartmann-Boyce J	**Titel:**	Treatment of Tobacco Smoking: A Review
DOI:	10.1001/jama.2022.0395	**Datum:**	02/08/2022
Website:	PubMed	**Uitgever:**	JAMA

[s49] - https://pmc.ncbi.nlm.nih.gov/articles/PMC6099309/

Auteur:	Chandni Hindocha, Tom P Freeman, Meryem Grabski, Jack B Stroud, Holly Crudgington, Alan C Davies, Ravi K Das, William Lawn, Celia J A Morgan, H Valerie Curran	**Titel:**	Cannabidiol reverses attentional bias to cigarette cues in a human experimental model of tobacco withdrawal
door:	University College London, National Addiction Centre, Institute of Psychiatry, Psychology and Neuroscience, King's College London, School of Experimental Psychology, University of Bristol, Psychopharmacology and Addiction Research Centre, University of Exeter	**DOI:**	10.1111/add.14243
Datum:	2018 Jun 3	**Website:**	PubMed Central (PMC)
Uitgever:	Addiction (Abingdon, England)		

[s50] - https://pmc.ncbi.nlm.nih.gov/articles/PMC7297086/

Auteur:	Jennifer B McClure, Jonathan Bricker, Kristin Mull, Jaimee L Heffner	**Titel:**	Comparative Effectiveness of Group-Delivered Acceptance and Commitment Therapy versus Cognitive Behavioral Therapy for Smoking Cessation: A Randomized Controlled Trial
door:	Kaiser Permanente Washington Health Research Institute; Fred Hutchinson Cancer Research Center	**DOI:**	10.1093/ntr/nty268
Datum:	2018 Dec 19	**Website:**	PubMed Central (PMC)
Uitgever:	Oxford University Press		

[s51] - https://pmc.ncbi.nlm.nih.gov/articles/PMC2666379/

Auteur:	Michael J Zvolensky, Sherry H Stewart, Anka A Vujanovic, Dubravka Gavric, Dan Steeves	**Titel:**	Anxiety sensitivity and anxiety and depressive symptoms in the prediction of early smoking lapse and relapse during smoking cessation treatment
DOI:	10.1093/ntr/ntn037	**Datum:**	2009 Feb 23
Website:	PubMed Central (PMC)	**Uitgever:**	Nicotine & Tobacco Research

[s52] - https://pmc.ncbi.nlm.nih.gov/articles/PMC3910509/

Auteur:	Kenneth A Perkins, Caryn Lerman	**Titel:**	AN EFFICIENT EARLY PHASE 2 PROCEDURE TO SCREEN MEDICATIONS FOR EFFICACY IN SMOKING CESSATION
DOI:	10.1007/s00213-013-3364-6	**Datum:**	2013 Dec 3
Website:	PubMed Central (PMC)		

[s53] - https://pmc.ncbi.nlm.nih.gov/articles/PMC7874528/

Auteur:	Christine Vinci	**Titel:**	Cognitive Behavioral and Mindfulness-Based Interventions for Smoking Cessation: a Review of the Recent Literature
door:	Moffitt Cancer Center	**DOI:**	10.1007/s11912-020-00915-w
Datum:	2020 May 16	**Website:**	PubMed Central (PMC)
Uitgever:	Current oncology reports		

[s54] - https://pmc.ncbi.nlm.nih.gov/articles/PMC7263424/

Auteur:	Adrian R White, Hagen Rampes, Jian Ping Liu, Lindsay F Stead, John Campbell	**Titel:**	Acupuncture and related interventions for smoking cessation
DOI:	10.1002/14651858.CD000009.pub4	**Datum:**	2014 Jan 23
Website:	PubMed Central (PMC)	**Uitgever:**	The Cochrane Database of Systematic Reviews

[s55] - https://www.ncbi.nlm.nih.gov/books/NBK64116/

Titel:	4 Physical Detoxification Services for Withdrawal From Specific Substances	**door:**	Substance Abuse and Mental Health Services Administration (US)
Datum:	2006	**Website:**	NCBI Bookshelf

[s56] - https://pmc.ncbi.nlm.nih.gov/articles/PMC6339342/

Auteur:	Mona Hersi, Gregory Traversy, Brett D Thombs, Andrew Beck, Becky Skidmore, Stéphane Groulx, Eddy Lang, Donna L Reynolds, Brenda Wilson, Steven L Bernstein, Peter Selby, Stephanie Johnson-Obaseki, Douglas Manuel, Smita Pakhale, Justin Presseau, Susan Courage, Brian Hutton, Beverley J Shea, Vivian Welch, Matt Morrow, Julian Little, Adrienne Stevens	**Titel:**	Effectiveness of stop smoking interventions among adults: protocol for an overview of systematic reviews and an updated systematic review
DOI:	10.1186/s13643-018-0928-x	**Datum:**	2019 Jan 19
Website:	PubMed Central (PMC)	**Uitgever:**	Systematic Reviews

[s57] - https://www.nccih.nih.gov/health/quitting-smoking

Titel:	Quitting Smoking With Complementary Health Approaches	**door:**	U.S. National Institutes of Health
Website:	NCCIH		

[s58] - https://pmc.ncbi.nlm.nih.gov/articles/PMC10647068/

Auteur:	Chun-Li Lu, Xin-Yan Jin, Qian-Yun Wang, Xiao-Ying Chen, Ruo-Xiang Zheng, Chao-Jie Wang, Jing-Jing Jiang, Shu-Yu Qiao, Si-Hong Yang, Wei-Han Zhang, Si-Yi Chen, Jia-Xuan Li, Xue-Han Liu, Yu-Si Suo, Jian-Hua Wang, Xue Xue, Li-Rong Liang, Nicola Robinson, Jian-Ping Liu	**Titel:**	Traditional Chinese medicine for smoking cessation: An umbrella review of systematic reviews and meta-analysis of randomized controlled trials
DOI:	10.18332/tid/174090	**Datum:**	2023 Nov 15
Website:	PubMed Central (PMC)	**Uitgever:**	Tobacco Induced Diseases

[s59] - https://pmc.ncbi.nlm.nih.gov/articles/PMC10624982/

Auteur:	Zhao Liu, Rui Qin, Xue-Jun Hu, Li-Jun Liu, Su-Qin Xu, Guo-Chao Shi, Hong Zhou, Jing Bai, Chun-Mei Zhang, Yong Qi, Wei Zhou, Shu-Hua Lan, Jin Tong, Tong-Sheng Su, Qiang Wang, Xin-Yan Yang, De-Jun Sun, Li-Ming Zhu, Xiao-Yang Chen, Hong Chen, Yu-Peng Xie, Zhi-Hua Xiao, Yan-Bin Chen, Bo Zhao, Qiu-Ge Wu, Wen-Li Chen, Dong-Yan Li, Hongbo Liu, An-Qi Cheng, Zi-Yang Cui, Liang Zhao, Jin-Xuan Li, Xiao-Wen Wei	**Titel:**	Real-world tobacco cessation practice in China: findings from the prospective, nationwide multicenter China National Tobacco Cessation Cohort Study (CNTCCS)
Website:	PMC		

[s60] -
https://nida.nih.gov/publications/research-reports/tobacco-nicotine-e-cigarettes/what-are-treatments-tobacco-dependence

Titel:	What Are Treatments for Tobacco Dependence?	**door:**	National Institute on Drug Abuse (NIDA)
Website:	nida.nih.gov	**Uitgever:**	NIDA

[s61] - https://www.nccih.nih.gov/health/providers/digest/complementary-health-approaches-for-smoking-cessation-science

Titel:	Complementary Health Approaches for Smoking Cessation: What the Science Says	**door:**	National Center for Complementary and Integrative Health (NCCIH), NIH
Website:	nccih.nih.gov		

[s62] - https://pmc.ncbi.nlm.nih.gov/articles/PMC3770754/

Auteur:	Laura Carim-Todd, Suzanne H Mitchell, Barry S Oken	**Titel:**	Mind-body practices: an alternative, drug-free treatment for smoking cessation? A systematic review of the literature
door:	Oregon Health & Science University (OHSU)	**DOI:**	10.1016/j.drugalcdep.2013.04.014
Datum:	2013 May 8	**Website:**	PubMed Central (PMC)
Uitgever:	Drug and alcohol dependence		

[s63] - https://pmc.ncbi.nlm.nih.gov/articles/PMC9009295/

Auteur:	Sarah Jackson, Jamie Brown, Emma Norris, Jonathan Livingstone-Banks, Emily Hayes, Nicola Lindson	**Titel:**	Mindfulness for smoking cessation
door:	University College London, Brunel University London, Nuffield Department of Primary Care Health Sciences, University of Oxford, Centre for Behaviour Change	**DOI:**	10.1002/14651858.CD013696.pub2
Datum:	2022 Apr 14	**Website:**	PubMed Central (PMC)
Uitgever:	The Cochrane Database of Systematic Reviews		

[s64] - https://pmc.ncbi.nlm.nih.gov/articles/PMC8121093/

Auteur:	Gemma MJ Taylor, Nicola Lindson, Amanda Farley, Andrea Leinberger-Jabari, Katherine Sawyer, Rebecca te Water Naudé, Annika Theodoulou, Naomi King, Chloe Burke, Paul Aveyard	**Titel:**	Smoking cessation for improving mental health
door:	University of Bath, University of Oxford, University of Birmingham, New York University Abu Dhabi	**DOI:**	10.1002/14651858.CD013522.pub2
Datum:	2021 Mar 9	**Website:**	PubMed Central (PMC)
Uitgever:	The Cochrane Database of Systematic Reviews		

[s65] - https://nida.nih.gov/publications/research-reports/tobacco-nicotine-e-cigarettes/what-are-treatments-tobacco-dependence

Titel:	What Are Treatments for Tobacco Dependence?	**door:**	National Institute on Drug Abuse (NIDA)
Website:	nida.nih.gov	**Uitgever:**	National Institute on Drug Abuse (NIDA)

[s66] - https://pmc.ncbi.nlm.nih.gov/articles/PMC7874528/

Auteur:	Christine Vinci	**Titel:**	Cognitive Behavioral and Mindfulness-Based Interventions for Smoking Cessation: a Review of the Recent Literature
door:	Moffitt Cancer Center	**DOI:**	10.1007/s11912-020-00915-w
Datum:	2020 May 16	**Website:**	PubMed Central (PMC)
Uitgever:	Current oncology reports		

[s67] - https://www.ncbi.nlm.nih.gov/books/NBK63957/

Auteur:	Tobacco Use and Dependence Guideline Panel	**Titel:**	Glossary - Treating Tobacco Use and Dependence: 2008 Update
door:	US Department of Health and Human Services	**Datum:**	2008/05
Website:	NCBI Bookshelf	**Uitgever:**	US Department of Health and Human Services

[s68] - https://pmc.ncbi.nlm.nih.gov/articles/PMC9009295/

Auteur:	Sarah Jackson, Jamie Brown, Emma Norris, Jonathan Livingstone-Banks, Emily Hayes, Nicola Lindson	**Titel:**	Mindfulness for smoking cessation
DOI:	10.1002/14651858.CD013696.pub2	**Datum:**	2022 Apr 14
Website:	PubMed Central (PMC)	**Uitgever:**	The Cochrane Database of Systematic Reviews

[s69] - https://pmc.ncbi.nlm.nih.gov/articles/PMC6464070/

Auteur:	Lindsay F Stead, Allison J Carroll, Tim Lancaster	**Titel:**	Group behaviour therapy programmes for smoking cessation
door:	University of Oxford, Nuffield Department of Primary Care Health Sciences; Northwestern University Feinberg School of Medicine, Department of Preventive Medicine	**DOI:**	10.1002/14651858.CD001007.pub3
Datum:	2017 Mar 31	**Website:**	PMC (PubMed Central)
Uitgever:	The Cochrane Database of Systematic Reviews		

[s70] - https://pmc.ncbi.nlm.nih.gov/articles/PMC4562427/

Auteur:	Nancy A Rigotti	**Titel:**	Strategies to Help a Smoker Who is Struggling to Quit
DOI:	10.1001/jama.2012.13043	**Datum:**	2012 Oct 17
Website:	PubMed Central (PMC)	**Uitgever:**	JAMA

[s71] - https://pmc.ncbi.nlm.nih.gov/articles/PMC6400424/

Auteur:	Eva AM van Eerd, Regina M van der Meer, Onno CP van Schayck, Daniel Kotz	**Titel:**	Smoking cessation for people with chronic obstructive pulmonary disease
door:	CAPHRI School for Public Health and Primary Care, Maastricht University Medical Centre, Department of Family Medicine, Maastricht, Netherlands; Public Health Service of Haaglanden, Epidemiology, The Hague, Netherlands; Maastricht University (CAPHRI), Department of Family Medicine, Maastricht, Netherlands; Heinrich-Heine-University, Institute of General Practice, Addiction Research and Clinical Epidemiology, Medical Faculty, Düsseldorf, Germany	**DOI:**	10.1002/14651858.CD010744.pub2
Datum:	2016 Aug 20	**Website:**	PubMed Central (PMC)
Uitgever:	The Cochrane Database of Systematic Reviews		

[s72] - https://pmc.ncbi.nlm.nih.gov/articles/PMC6819982/

Auteur:	Michael H Ussher, Guy E J Faulkner, Kathryn Angus, Jamie Hartmann-Boyce, Adrian H Taylor	**Titel:**	Exercise interventions for smoking cessation
DOI:	10.1002/14651858.CD002295.pub6	**Datum:**	2019 Oct 30
Website:	PubMed Central (PMC)	**Uitgever:**	The Cochrane Database of Systematic Reviews

[s73] - https://pmc.ncbi.nlm.nih.gov/articles/PMC6464070/

Auteur:	Lindsay F Stead, Allison J Carroll, Tim Lancaster	**Titel:**	Group behaviour therapy programmes for smoking cessation
DOI:	10.1002/14651858.CD001007.pub3	**Datum:**	2017 Mar 31
Website:	PubMed Central (PMC)	**Uitgever:**	The Cochrane Database of Systematic Reviews

[s74] -
https://nida.nih.gov/publications/research-reports/tobacco-nicotine-e-cigarettes/what-are-treatments-tobacco-dependence

Titel:	What Are Treatments for Tobacco Dependence?	**door:**	National Institute on Drug Abuse (NIDA)
Website:	National Institute on Drug Abuse (NIDA)	**Uitgever:**	National Institutes of Health (NIH)

[s75] - https://pmc.ncbi.nlm.nih.gov/articles/PMC8121093/

Auteur:	Gemma MJ Taylor, Nicola Lindson, Amanda Farley, Andrea Leinberger-Jabari, Katherine Sawyer, Rebecca te Water Naudé, Annika Theodoulou, Naomi King, Chloe Burke, Paul Aveyard	**Titel:**	Smoking cessation for improving mental health
door:	National Center for Biotechnology Information (NCBI)	**DOI:**	10.1002/14651858.CD013522.pub2
Datum:	2021 Mar 9	**Website:**	PubMed Central (PMC)
Uitgever:	The Cochrane Database of Systematic Reviews		

[s76] - https://pmc.ncbi.nlm.nih.gov/articles/PMC3304243/

Auteur:	Beth C Bock, Joseph L Fava, Ronnesia Gaskins, Kathleen M Morrow, David M Williams, Ernestine Jennings, Bruce M Becker, Geoffrey Tremont, Bess H Marcus	**Titel:**	Yoga as a Complementary Treatment for Smoking Cessation in Women
door:	National Center for Biotechnology Information (NCBI)	**DOI:**	10.1089/jwh.2011.2963
Datum:	2012 Feb	**Website:**	PubMed Central (PMC)
Uitgever:	Journal of Women's Health		

[s77] - https://pmc.ncbi.nlm.nih.gov/articles/PMC2897895/

Auteur:	R Kathryn McHugh, Bridget A Hearon, Michael W Otto	**Titel:**	Cognitive-Behavioral Therapy for Substance Use Disorders
door:	Boston University	**DOI:**	10.1016/j.psc.2010.04.012
Datum:	2010 Sep	**Website:**	PubMed Central (PMC)
Uitgever:	The Psychiatric clinics of North America		

[s78] - https://pmc.ncbi.nlm.nih.gov/articles/PMC3150158/

Auteur:	Debra Umberson, Jennifer Karas Montez	**Titel:**	Social Relationships and Health: A Flashpoint for Health Policy
door:	National Center for Biotechnology Information (NCBI)	**DOI:**	10.1177/0022146510383501
Datum:	2010	**Website:**	PubMed Central (PMC)
Uitgever:	Journal of health and social behavior		

[s79] - https://pmc.ncbi.nlm.nih.gov/articles/PMC4158844/

Auteur:	Dennis C Daley	**Titel:**	Family and social aspects of substance use disorders and treatment
door:	Addiction Medicine Services, Western Psychiatric Institute and Clinic, Pittsburgh, PA, USA	**DOI:**	10.1016/j.jfda.2013.09.038
Datum:	2013 Dec	**Website:**	PMC
Uitgever:	Journal of food and drug analysis		

[s80] - https://www.ncbi.nlm.nih.gov/books/NBK585650/

Auteur:	Jorunn Drageset	**Titel:**	Social Support
door:	National Center for Biotechnology Information (NCBI)	**DOI:**	10.1007/978-3-030-63135-2_11
Datum:	2021/03/12	**Website:**	NCBI Bookshelf
Uitgever:	Springer		

[s81] - https://pmc.ncbi.nlm.nih.gov/articles/PMC3518627/
Auteur: Rennie Negron, Anika Martin, Meital Almog, Amy Balbierz, Elizabeth A Howell
Titel: Social support during the postpartum period: Mothers' views on needs, expectations, and mobilization of support
door: National Center for Biotechnology Information (NCBI)
DOI: 10.1007/s10995-012-1037-4
Datum: 2013 May
Website: PubMed Central (PMC)
Uitgever: Springer

[s82] - https://pmc.ncbi.nlm.nih.gov/articles/PMC4869534/
Auteur: Ann W Nguyen, Linda M Chatters, Robert Joseph Taylor, Dawne M Mouzon
Titel: Social Support from Family and Friends and Subjective Well-Being of Older African Americans
DOI: 10.1007/s10902-015-9626-8
Datum: 2015 Mar 15
Website: PubMed Central (PMC)
Uitgever: Journal of happiness studies

[s83] - https://pmc.ncbi.nlm.nih.gov/articles/PMC5104348/
Auteur: Bridgette E Garrett, Shanta R Dube, Stephen Babb, Tim McAfee
Titel: Addressing the Social Determinants of Health to Reduce Tobacco-Related Disparities
door: Office on Smoking and Health, Centers for Disease Control and Prevention, Atlanta, GA; Division of Epidemiology and Biostatistics, Georgia State University, Atlanta, GA
DOI: 10.1093/ntr/ntu266
Datum: 2014 Dec 16
Website: PubMed Central (PMC)

[s84] - https://pmc.ncbi.nlm.nih.gov/articles/PMC6612927/
Auteur: Lionel Pourtau, Elise Martin, Gwenn Menvielle, Fabienne El Khoury-Lesueur, Maria Melchior
Titel: To smoke or not to smoke? A qualitative study among young adults
DOI: 10.1016/j.pmedr.2019.100927
Datum: 2019 Jun 22
Website: PubMed Central (PMC)
Uitgever: Preventive Medicine Reports

[s85] - https://pmc.ncbi.nlm.nih.gov/articles/PMC6486126/
Auteur: Malgorzata M Bala, Lukasz Strzeszynski, Roman Topor-Madry
Titel: Mass media interventions for smoking cessation in adults
DOI: 10.1002/14651858.CD004704.pub4
Datum: 2017 Nov 21
Website: PubMed Central (PMC)
Uitgever: The Cochrane Database of Systematic Reviews

[s86] - https://www.ncbi.nlm.nih.gov/books/NBK99236/
Auteur: National Center for Chronic Disease Prevention and Health Promotion (US) Office on Smoking and Health
Titel: Social, Environmental, Cognitive, and Genetic Influences on the Use of Tobacco Among Youth
door: Centers for Disease Control and Prevention (US)
Datum: 2012
Website: NCBI Bookshelf
Uitgever: Centers for Disease Control and Prevention (US)

[s87] - https://pmc.ncbi.nlm.nih.gov/articles/PMC6459678/

Auteur:	Julia N Soulakova, Chiung-Ya Tang, Selena A Leonardo, Lindsay A Taliaferro	**Titel:**	Motivational Benefits of Social Support and Behavioural Interventions for Smoking Cessation
door:	University of Central Florida	**DOI:**	10.1017/jsc.2017.26
Datum:	2018 Jan 21	**Website:**	PubMed Central (PMC)
Uitgever:	Cambridge University Press		

[s88] - https://pmc.ncbi.nlm.nih.gov/articles/PMC6720923/

Auteur:	Floor A van den Brand, Puck Nagtzaam, Gera E Nagelhout, Bjorn Winkens, Constant P van Schayck	**Titel:**	The Association of Peer Smoking Behavior and Social Support with Quit Success in Employees Who Participated in a Smoking Cessation Intervention at the Workplace
door:	Maastricht University, IVO Research Institute, National Center for Biotechnology Information (NCBI), National Library of Medicine (NLM), National Institutes of Health (NIH), HHS, USA.gov	**DOI:**	10.3390/ijerph16162831
Datum:	2019 Aug 8	**Website:**	PubMed Central (PMC)
Uitgever:	MDPI		

[s89] - https://pmc.ncbi.nlm.nih.gov/articles/PMC5052086/

Auteur:	Anne Saw, Debora Paterniti, Lei-Chun Fung, Janice Y Tsoh, Moon S Chen, Jr, Elisa Tong	**Titel:**	Social Environmental Influences on Smoking and Cessation: Qualitative Perspectives among Chinese-Speaking Smokers and Nonsmokers in California
DOI:	10.1007/s10903-016-0358-6	**Datum:**	2017 Dec
Website:	PubMed Central (PMC)	**Uitgever:**	Journal of immigrant and minority health

[s90] - https://pmc.ncbi.nlm.nih.gov/articles/PMC4511598/

Auteur:	Susan E Short, Stefanie Mollborn	**Titel:**	Social Determinants and Health Behaviors: Conceptual Frames and Empirical Advances
DOI:	10.1016/j.copsyc.2015.05.002	**Datum:**	2015 Oct
Website:	PubMed Central (PMC)		

[s91] - https://pmc.ncbi.nlm.nih.gov/articles/PMC3490871/

Auteur:	Wilma S Leslie, Preethi R Koshy, Mhairi Mackenzie, Heather M Murray, Susan Boyle, Michael EJ Lean, Andrew Walker, Catherine R Hankey	**Titel:**	Changes in body weight and food choice in those attempting smoking cessation: a cluster randomised controlled trial
DOI:	10.1186/1471-2458-12-389	**Datum:**	2012 May 29
Website:	PubMed Central (PMC)	**Uitgever:**	BMC Public Health

[s92] - https://pubmed.ncbi.nlm.nih.gov/9863851/

Auteur:	Ornish D;Scherwitz LW;Billings JH; Brown SE;Gould KL;Merritt TA; Sparler S;Armstrong WT;Ports TA; Kirkeeide RL;Hogeboom C;Brand RJ.	**Titel:**	Intensive lifestyle changes for reversal of coronary heart disease
DOI:	10.1001/jama.280.23.2001	**Datum:**	12/16/1998
Website:	PubMed	**Uitgever:**	JAMA

[s93] - https://pmc.ncbi.nlm.nih.gov/articles/PMC6125029/

Auteur:	Jenna Brinks, Amy Fowler, Barry A Franklin, Jassu Dulai	**Titel:**	Lifestyle Modification in Secondary Prevention: Beyond Pharmacotherapy
door:	William Beaumont Hospital; Oakland University William Beaumont School of Medicine	**DOI:**	10.1177/1559827616651402
Datum:	2016 Jul 8	**Website:**	PubMed Central (PMC)
Uitgever:	American Journal of Lifestyle Medicine		

[s94] - https://www.ncbi.nlm.nih.gov/books/NBK585052/

Auteur:	Richa Patel, Reddog E. Sina, Daniel Keyes	**Titel:**	Lifestyle Modification for Diabetes and Heart Disease Prevention
door:	StatPearls Publishing	**Datum:**	2024/02/12
Website:	NCBI Bookshelf	**Uitgever:**	StatPearls Publishing

[s95] - https://pmc.ncbi.nlm.nih.gov/articles/PMC9736780/

Auteur:	Christoph Schäfer, Gernot Keyßer	**Titel:**	Lifestyle Factors and Their Influence on Rheumatoid Arthritis: A Narrative Review
DOI:	10.3390/jcm11237179	**Datum:**	2022 Dec 2
Website:	PubMed Central (PMC)	**Uitgever:**	Journal of Clinical Medicine

[s96] - https://pmc.ncbi.nlm.nih.gov/articles/PMC2946180/

Auteur:	Neal L Benowitz	**Titel:**	Pharmacology of Nicotine: Addiction, Smoking-Induced Disease, and Therapeutics
door:	University of California, San Francisco	**DOI:**	10.1146/annurev.pharmtox.48.113006.094742
Datum:	2009	**Website:**	PubMed Central (PMC)
Uitgever:	Annual review of pharmacology and toxicology		

[s97] - https://pmc.ncbi.nlm.nih.gov/articles/PMC7849885/

Auteur:	Lieke Agathe Dieleman, Petra G van Peet, Hedwig M M Vos	**Titel:**	Gender differences within the barriers to smoking cessation and the preferences for interventions in primary care a qualitative study using focus groups in The Hague, The Netherlands
door:	Department of Public Health and Primary Care, LUMC, Leiden, The Netherlands	**DOI:**	10.1136/bmjopen-2020-042623
Datum:	2021 Jan 29	**Website:**	PubMed Central (PMC)
Uitgever:	BMJ Open		

[s98] - https://pmc.ncbi.nlm.nih.gov/articles/PMC6468133/

Auteur:	Alicia M Allen, Andrea H Weinberger, Reagan R Wetherill, Carol L Howe, Sherry A McKee	**Titel:**	Oral Contraceptives and Cigarette Smoking: A Review of the Literature and Future Directions
door:	National Center for Biotechnology Information (NCBI)	**DOI:**	10.1093/ntr/ntx258
Datum:	2017 Nov 18	**Website:**	PMC (PubMed Central)
Uitgever:	Oxford University Press		

[s99] - https://pmc.ncbi.nlm.nih.gov/articles/PMC10704195/

Auteur:	Samantha G Farris, Jacqueline E Smith, Dana R Steinberg, Brianna R Altman, Geralyn M Lambert-Messerlian, Shira I Dunsiger, David M Williams, Michael E Saladin, Ana M Abrantes	**Titel:**	Methodological approach for an integrated female-specific study of anxiety and smoking comorbidity
DOI:	10.3389/fpsyt.2023.1267753	**Datum:**	2023 Nov 24
Website:	PubMed Central (PMC)	**Uitgever:**	Frontiers in Psychiatry

[s100] - https://pmc.ncbi.nlm.nih.gov/articles/PMC7914272/

Auteur:	Mariel S Bello, Madalyn M Liautaud, Julianne T De La Cerda, Raina D Pang, Lara A Ray, Jasjit A Ahluwalia, Adam M Leventhal	**Titel:**	Association of Frequency of Perceived Exposure to Discrimination with Tobacco Withdrawal Symptoms and Smoking Lapse Behavior in African Americans
DOI:	10.1111/add.15238	**Datum:**	2020 Oct 1
Website:	PubMed Central (PMC)		

[s101] - https://pmc.ncbi.nlm.nih.gov/articles/PMC5453845/

Auteur:	Erika Litvin Bloom, Rena R Wing, Christopher W Kahler, J Kevin Thompson, Sari Meltzer, Jacki Hecht, Haruka Minami, Lawrence H Price, Richard A Brown	**Titel:**	Distress Tolerance Treatment for Weight Concern in Smoking Cessation Among Women: The WE QUIT Pilot Study
DOI:	10.1177/0145445516683500	**Datum:**	2016 Dec 27
Website:	PubMed Central (PMC)	**Uitgever:**	Behavior modification

[s102] - https://pmc.ncbi.nlm.nih.gov/articles/PMC9139838/

Auteur:	Chin-Wei Kuo, Chung-Fu Lin, Chuan-Yu Chen, Ru-Hsueh Wang, Chieh-Ying Chou, Hsiang-Ju Cheng, Jin-Shang Wu, Chang-Wen Chen, Chi-Chang Shieh, Tsung Yu	**Titel:**	Body-Weight Gain in Women During Smoking Cessation Is a Sex-Specific Predictor of 6-Month Abstinence: A Retrospective Cohort Study
door:	National Cheng Kung University	**DOI:**	10.3389/fpubh.2022.872220
Datum:	2022 May 13	**Website:**	PubMed Central (PMC)
Uitgever:	Frontiers in Public Health		

[s103] - https://pmc.ncbi.nlm.nih.gov/articles/PMC3304243/

Auteur:	Beth C Bock, Joseph L Fava, Ronnesia Gaskins, Kathleen M Morrow, David M Williams, Ernestine Jennings, Bruce M Becker, Geoffrey Tremont, Bess H Marcus	**Titel:**	Yoga as a Complementary Treatment for Smoking Cessation in Women
door:	National Center for Biotechnology Information (NCBI)	**DOI:**	10.1089/jwh.2011.2963
Datum:	2012 Feb	**Website:**	PubMed Central (PMC)
Uitgever:	Journal of Women's Health		

[s104] - https://pmc.ncbi.nlm.nih.gov/articles/PMC4008866/

Auteur:	Bonnie Spring, Neal Doran, Sherry Pagoto, Kristin Schneider, Regina Pingitore, Don Hedeker	**Titel:**	Randomized Controlled Trial for Behavioral Smoking and Weight Control Treatment: Effect of Concurrent versus Sequential Intervention
DOI:	10.1037/0022-006X.72.5.785	**Datum:**	2004 Oct
Website:	PubMed Central (PMC)		

[s105] - https://pmc.ncbi.nlm.nih.gov/articles/PMC2860740/

Auteur:	Marney A White, Carlos M Grilo, Stephanie S O'Malley, Marc N Potenza	**Titel:**	Clinical Case Discussion: Binge Eating Disorder, Obesity and Tobacco Smoking
door:	Yale University School of Medicine, Child Study Center	**DOI:**	10.1097/ADM.0b013e3181ce38c8
Datum:	2010 Mar	**Website:**	PubMed Central (PMC)
Uitgever:	Journal of addiction medicine		

[s106] - https://pmc.ncbi.nlm.nih.gov/articles/PMC10858725/

Auteur:	Chidera N Onwuzo, John Olukorode, Walid Sange, Dolapo A Orimoloye, Chidinma Udojike, Lisa Omoragbon, Abdulraheem E Hassan, David M Falade, Raymond Omiko, Oluwatobi S Odunaike, Paul A Adams-Momoh, Ehizobhen Addeh, Somtochukwu Onwuzo, Urim Joseph-Erameh	**Titel:**	A Review of Smoking Cessation Interventions: Efficacy, Strategies for Implementation, and Future Directions
DOI:	10.7759/cureus.52102	**Datum:**	2024 Jan 11
Website:	PubMed Central (PMC)	**Uitgever:**	Cureus

[s107] - https://www.ncbi.nlm.nih.gov/books/NBK99236/

Auteur:	National Center for Chronic Disease Prevention and Health Promotion (US) Office on Smoking and Health	**Titel:**	Social, Environmental, Cognitive, and Genetic Influences on the Use of Tobacco Among Youth
door:	Centers for Disease Control and Prevention (US)	**Datum:**	2012
Website:	NCBI Bookshelf	**Uitgever:**	Centers for Disease Control and Prevention (US)

[s108] - https://pmc.ncbi.nlm.nih.gov/articles/PMC5525143/

Auteur:	Kristi E Gamarel, Torsten B Neilands, Amy A Conroy, Samantha E Dilworth, Nadra Lisha, Jonelle M Taylor, Lynae A Darbes, Mallory O Johnson	**Titel:**	A longitudinal study of persistent smoking among HIV-positive gay and bisexual men in primary relationships
DOI:	10.1016/j.addbeh.2016.11.019	**Datum:**	2016 Nov 18
Website:	PubMed Central (PMC)	**Uitgever:**	Addictive behaviors

[s109] - https://pmc.ncbi.nlm.nih.gov/articles/PMC6629417/

Auteur:	Kooi-Yau Chean, Lee Gan Goh, Kah-Weng Liew, Chia-Chia Tan, Xin-Ling Choi, Kean-Chye Tan, Siew-Ting Ooi	**Titel:**	Barriers to smoking cessation: a qualitative study from the perspective of primary care in Malaysia
DOI:	10.1136/bmjopen-2018-025491	**Datum:**	2019 Jul 9
Website:	PubMed Central (PMC)	**Uitgever:**	BMJ Open

[s110] - https://pmc.ncbi.nlm.nih.gov/articles/PMC2826972/

Auteur:	David Kalman, Sun Kim, Gregory DiGirolamo, David Smelson, Douglas Ziedonis	**Titel:**	Addressing tobacco use disorder in smokers in early remission from alcohol dependence: the case for integrating smoking cessation services in substance use disorder treatment programs
door:	University Of Massachusetts School of Medicine, College of the Holy Cross, Edith Nourse Memorial Veterans Administration Medical Center	**DOI:**	10.1016/j.cpr.2009.08.009
Datum:	2010 Feb	**Website:**	PMC (PubMed Central)

[s111] - https://pmc.ncbi.nlm.nih.gov/articles/PMC6686688/

Auteur:	Amanda C Blok, Rajani S Sadasivam, Daniel J Amante, Ariana Kamberi, Julie Flahive, Jeanne Morley, Joseph Conigliaro, Thomas K Houston	**Titel:**	Gamification to Motivate the Unmotivated Smoker: The "Take a Break" Digital Health Intervention
door:	PubMed Central (PMC)	**DOI:**	10.1089/g4h.2018.0076
Datum:	2019 Aug 2	**Website:**	PMC
Uitgever:	Games For Health Journal		

[s112] - https://pmc.ncbi.nlm.nih.gov/articles/PMC8122290/

Auteur:	Nikita B Rajani, Nikolaos Mastellos, Filippos T Filippidis	**Titel:**	Self-Efficacy and Motivation to Quit of Smokers Seeking to Quit: Quantitative Assessment of Smoking Cessation Mobile Apps
door:	Department of Primary Care and Public Health, Imperial College London, London, United Kingdom	**DOI:**	10.2196/25030
Datum:	2021 Apr 30	**Website:**	PubMed Central (PMC)
Uitgever:	JMIR mHealth and uHealth		

[s113] - https://pmc.ncbi.nlm.nih.gov/articles/PMC7309212/

Auteur:	Federico Giulietti, Andrea Filipponi, Giulia Rosettani, Piero Giordano, Corrado Iacoacci, Francesco Spannella, Riccardo Sarzani	**Titel:**	Pharmacological Approach to Smoking Cessation: An Updated Review for Daily Clinical Practice
DOI:	10.1007/s40292-020-00396-9	**Datum:**	2020 Jun 23
Website:	PubMed Central (PMC)		

[s114] - https://pmc.ncbi.nlm.nih.gov/articles/PMC4553654/

Auteur:	Steven M Melemis	**Titel:**	Relapse Prevention and the Five Rules of Recovery
door:	Modern Therapies, Toronto, Ontario, Canada	**Datum:**	2015 Sep 3
Website:	PubMed Central (PMC)	**Uitgever:**	The Yale Journal of Biology and Medicine

[s115] - https://pmc.ncbi.nlm.nih.gov/articles/PMC3829471/

Auteur:	Chad J Gwaltney, Jane Metrik, Christopher W Kahler, Saul Shiffman	**Titel:**	Self-Efficacy and Smoking Cessation: A Meta-Analysis
DOI:	10.1037/a0013529	**Datum:**	2009 Mar
Website:	PubMed Central (PMC)		

[s116] - https://pmc.ncbi.nlm.nih.gov/articles/PMC6819982/

Auteur:	Michael H Ussher, Guy E J Faulkner, Kathryn Angus, Jamie Hartmann-Boyce, Adrian H Taylor	**Titel:**	Exercise interventions for smoking cessation
DOI:	10.1002/14651858.CD002295.pub6	**Datum:**	2019 Oct 30
Website:	PubMed Central (PMC)	**Uitgever:**	The Cochrane Database of Systematic Reviews

[s117] - https://pmc.ncbi.nlm.nih.gov/articles/PMC4535933/

Auteur:	N Herd, R Borland	**Titel:**	The natural history of quitting smoking: findings from the International Tobacco Control (ITC) Four Country Survey
DOI:	10.1111/j.1360-0443.2009.02731.x	**Datum:**	2009 Dec
Website:	PubMed Central (PMC)		

[s118] - https://pmc.ncbi.nlm.nih.gov/articles/PMC6372978/

Auteur:	Jonathan Livingstone-Banks, Emma Norris, Jamie Hartmann-Boyce, Robert West, Martin Jarvis, Peter Hajek	**Titel:**	Relapse prevention interventions for smoking cessation
door:	University of Oxford, Nuffield Department of Primary Care Health Sciences, Oxford, UK; University College London, Centre for Behaviour Change, London, UK; University College London, Department of Behavioural Science and Health, London, UK; University College London, Health Behavior Research Centre of Cancer Research UK, Department of Epidemiology and Public Health, London, UK; Barts & The London School of Medicine and Dentistry, Queen Mary University of London, Wolfson Institute of Preventive Medicine, London, UK	**DOI:**	10.1002/14651858.CD003999.pub5
Datum:	2019 Feb 13	**Website:**	PubMed Central (PMC)
Uitgever:	The Cochrane Database of Systematic Reviews		

[s119] - https://pmc.ncbi.nlm.nih.gov/articles/PMC4014029/

Auteur:	James Bell (Kings Health Partners, London, SE5 8RS, UK)	**Titel:**	Pharmacological maintenance treatments of opiate addiction
DOI:	10.1111/bcp.12051	**Datum:**	2014 Jan 22
Website:	PubMed Central (PMC)	**Uitgever:**	British Journal of Clinical Pharmacology

[s120] - https://pmc.ncbi.nlm.nih.gov/articles/PMC7647439/

Auteur:	Zev Schuman-Olivier, Marcelo Trombka, David A Lovas, Judson A Brewer, David R Vago, Richa Gawande, Julie P Dunne, Sara W Lazar, Eric B Loucks, Carl Fulwiler	**Titel:**	Mindfulness and Behavior Change
DOI:	10.1097/HRP.0000000000000277	**Datum:**	2020 Nov 6
Website:	PMC (PubMed Central)	**Uitgever:**	Harvard Review of Psychiatry

[s121] - https://pmc.ncbi.nlm.nih.gov/articles/PMC7647439/

Auteur:	Zev Schuman-Olivier, Marcelo Trombka, David A Lovas, Judson A Brewer, David R Vago, Richa Gawande, Julie P Dunne, Sara W Lazar, Eric B Loucks, Carl Fulwiler	**Titel:**	Mindfulness and Behavior Change
DOI:	10.1097/HRP.0000000000000277	**Datum:**	2020 Nov 6
Website:	PMC (PubMed Central)		

[s122] - https://pmc.ncbi.nlm.nih.gov/articles/PMC3646290/

Auteur:	Surbhi Khanna, Jeffrey M Greeson	**Titel:**	A Narrative Review of Yoga and Mindfulness as Complementary Therapies for Addiction
DOI:	10.1016/j.ctim.2013.01.008	**Datum:**	2013 Feb 23
Website:	PubMed Central (PMC)	**Uitgever:**	Complementary therapies in medicine

[s123] - https://pmc.ncbi.nlm.nih.gov/articles/PMC11483257/

Auteur:	Luz Adriana Bustamante Perez, Lucia Romo, Oulmann Zerhouni	**Titel:**	Feasibility and Engagement of a Mobile App Preparation Program (Kwit) for Smoking Cessation in an Ecological Context: Quantitative Study
door:	University of Paris Nanterre; Inserm- Le Centre de Recherche en Epidé miologie et Santé des Populations; Université de Rouen	**DOI:**	10.2196/51025
Datum:	2024 Oct 2	**Website:**	PubMed Central (PMC)
Uitgever:	JMIR mHealth and uHealth		

[s124] - https://pmc.ncbi.nlm.nih.gov/articles/PMC6635501/

Auteur:	Caitlin Notley, Sarah Gentry, Jonathan Livingstone-Banks, Linda Bauld, Rafael Perera, Jamie Hartmann-Boyce	**Titel:**	Incentives for smoking cessation
door:	National Center for Biotechnology Information (NCBI)	**DOI:**	10.1002/14651858.CD004307.pub6
Datum:	2019 Jul 17	**Website:**	PubMed Central (PMC)
Uitgever:	The Cochrane Database of Systematic Reviews		

[s125] - https://pmc.ncbi.nlm.nih.gov/articles/PMC7647439/

Auteur:	Zev Schuman-Olivier, Marcelo Trombka, David A Lovas, Judson A Brewer, David R Vago, Richa Gawande, Julie P Dunne, Sara W Lazar, Eric B Loucks, Carl Fulwiler	**Titel:**	Mindfulness and Behavior Change
DOI:	10.1097/HRP.0000000000000277	**Datum:**	2020 Nov 6
Website:	PMC		

[s126] - https://pmc.ncbi.nlm.nih.gov/articles/PMC10291338/

Auteur:	Rayyan Zafar, Maxim Siegel, Rebecca Harding, Tommaso Barba, Claudio Agnorelli, Shayam Suseelan, Leor Roseman, Matthew Wall, David John Nutt, David Erritzoe	**Titel:**	Psychedelic therapy in the treatment of addiction: the past, present and future
door:	Centre for Psychedelic Research, Department of Brain Sciences, Faculty of Medicine, Imperial College London; Neuropsychopharmacology Unit, Department of Brain Sciences, Faculty of Medicine, Imperial College London; Clinical Psychopharmacology Unit, University College London; Invicro, London	**DOI:**	10.3389/fpsyt.2023.1183740
Datum:	2023 Jun 12	**Website:**	PubMed Central (PMC)
Uitgever:	Frontiers in Psychiatry		

[s127] - https://pmc.ncbi.nlm.nih.gov/articles/PMC6941891/

Auteur:	Mieke Beth Thomeer, Elaine Hernandez, Debra Umberson, Patricia A Thomas	**Titel:**	Influence of Social Connections on Smoking Behavior across the Life Course
DOI:	10.1016/j.alcr.2019.100294	**Datum:**	2019 Jul 2
Website:	PubMed Central (PMC)		

[s128] - https://pmc.ncbi.nlm.nih.gov/articles/PMC6134402/

Auteur:	Albert J Burgess-Hull, Linda J Roberts, Megan E Piper, Timothy B Baker	**Titel:**	The Social Networks of Smokers Attempting to Quit: An Empirically Derived and Validated Classification
door:	University of Wisconsin-Madison	**DOI:**	10.1037/adb0000336
Datum:	2017 Dec 18	**Website:**	PubMed Central (PMC)

[s129] - https://pmc.ncbi.nlm.nih.gov/articles/PMC7043392/

Auteur:	Aimee Grant, Melanie Morgan, Dunla Gallagher, Dawn Mannay	**Titel:**	Smoking during pregnancy, stigma and secrets: Visual methods exploration in the UK
door:	Qualitative Research Group, Centre for Trials Research, Cardiff University; Centre for Public Health, Institute of Clinical Sciences, Queen's University Belfast; School of Social Sciences, Cardiff University	**DOI:**	10.1016/j.wombi.2018.11.012
Datum:	2020 Feb	**Website:**	PubMed Central (PMC)

[s130] - https://pmc.ncbi.nlm.nih.gov/articles/PMC10552951/

Auteur:	Brian P Jenssen, Robert Schnoll, Rinad S Beidas, Justin Bekelman, Anna-Marika Bauer, Sarah Evers-Casey, Tierney Fisher, Callie Scott, Jody Nicoloso, Peter Gabriel, David A Asch, Alison M Buttenheim, Jessica Chen, Julissa Melo, Dwayne Grant, Michael Horst, Randall Oyer, Lawrence N Shulman, Alicia BW Clifton, Adina Lieberman, Tasnim Salam, Katharine A Rendle, Krisda H Chaiyachati, Rachel C Shelton, Oluwadamilola Fayanju, E Paul Wileyto, Sue Ware, Daniel Blumenthal, Daniel Ragusano, Frank T Leone	**Titel:**	Cluster Randomized Pragmatic Clinical Trial Testing Behavioral Economic Implementation Strategies to Improve Tobacco Treatment for Patients With Cancer Who Smoke
DOI:	10.1200/JCO.23.00355	**Datum:**	2023 Jul 19
Website:	PubMed Central (PMC)	**Uitgever:**	Journal of Clinical Oncology

Afbeeldingsbronnen

Niet-vermelde afbeeldingen zijn ofwel zelf gemaakt of werden verkregen met de juiste licentie. Alle rechten zijn voorbehouden voor deze afbeeldingen.

Voor alle andere hier vermelde afbeeldingen:
Geen van de afbeeldingen werd gewijzigd, alleen de resolutie werd aangepast. In de eBook-versie werden de afbeeldingen samengevoegd tot genummerde collages. Alle afbeeldingen blijven onderworpen aan hun oorspronkelijke licentie en worden gebruikt volgens hun respectieve licentievoorwaarden. Als u attributiefouten of andere discrepanties ontdekt, neem dan contact met ons op.

Datum van laatste beeldcontrole: 2025-02-11.

Gebruikte licentie

CC0 http://creativecommons.org/publicdomain/zero/1.0/deed.en

Afbeeldingscredits

[i1] - 001_001_001_image_dopamin.jpeg
https://upload.wikimedia.org/wikipedia/commons/d/d1/Dopamine-3D-struct.png

Date:	22 September 2009	**door:**	File Upload Bot (Magnus Manske)
Kunstenaar:	Chemgirl131	**License:**	Public domain

[i2] - 001_001_003_image_acetylcholinrezeptor.jpeg
https://upload.wikimedia.org/wikipedia/commons/3/38/Muscarinic_acetylcholine_receptor_M2-3UON.png

Date:	2012-02-16	**door:**	Takuma-sa
License:	CC0		

[i3] - 001_002_002_image_achtsamkeit.jpeg
https://upload.wikimedia.org/wikipedia/commons/c/c1/School_children_meditating.jpg

Date:	2014-10-13	**door:**	Farang Rak Tham
Kunstenaar:	Kochphon (Honey) Onshawee	**License:**	CC0

[i4] - 001_002_003_image_entspannung.jpeg
https://upload.wikimedia.org/wikipedia/commons/6/61/Relaxation_In_Nature_%28Unsplash%29.jpg

Date:	2017-05-01	**door:**	Fæ
Kunstenaar:	brookecagle	**License:**	CC0

[i5] - 001_002_003_image_gehirn.jpeg
https://upload.wikimedia.org/wikipedia/commons/5/50/Computed_tomography_of_human_brain_-_large.png
Date: Uploaded **door:** Shashi.
Kunstenaar: Mikael Häggström **License:** CC0

[i6] - 001_002_003_image_stress.jpeg
https://upload.wikimedia.org/wikipedia/commons/6/62/Canva_-_Woman_Feeling_Emotional_Stress.jpg
Date: 2016-07-04 **door:** Carovinc2
Kunstenaar: MismibaTinasheMadando **License:** CC0

[i7] - 001_003_001_image_kohlenmonoxid.jpeg
https://upload.wikimedia.org/wikipedia/commons/a/a7/Carbon-monoxide-3D-vdW.png
Date: 2007-05-05 **door:** Benjah-bmm27
License: Public domain

[i8] - 002_001_003_image_johanniskraut.jpeg
https://upload.wikimedia.org/wikipedia/commons/6/68/Hypericum_perforatum%2C_2023-06-20%2C_South_Side%2C_01.jpg
Date: 2023-06-20 **door:** Cbaile19
License: CC0

[i9] - 002_002_003_image_hypnose.jpeg
https://upload.wikimedia.org/wikipedia/commons/c/c6/Hypnotic-spiral.jpg
Date: 2011-03-13 **door:** Lawrencedwolf
License: CC0

[i10] - 002_003_001_image_ohrmuschel.jpeg
https://upload.wikimedia.org/wikipedia/commons/9/9a/Closeup_of_a_human_ear.jpg
Date: 2009 **door:** Matanya
Kunstenaar: he:משתמש:אנדר-ויק **License:** Public domain

[i11] - 002_003_001_image_serotonin.jpeg
https://upload.wikimedia.org/wikipedia/commons/f/fa/Serotonin-3D-vdW.png
Date: 2010-01-02 **door:** Esquilo
License: Public domain

[i12] - 003_001_002_image_meditation.jpeg
https://upload.wikimedia.org/wikipedia/commons/0/00/Meditation_Focus_Point.jpg
Date: 2024-12-12 **door:** Bondigoldwiki
License: CC0

[i13] - 003_003_001_image_gemuese.jpeg
https://upload.wikimedia.org/wikipedia/commons/9/97/Child_working_selling_vegetables_in_downtown_Maracaibo.jpg
Date: 2013-03-16 **door:** Wilfredor
License: CC0

[i14] - 003_003_001_image_nuesse.jpeg
https://upload.wikimedia.org/wikipedia/commons/a/ae/Pecans%2C_hazelnuts%2C_walnuts%2C_almonds%2C_Brazil_nuts_on_a_table_with_logs_2.jpg
Date: 2016-12-22 **door:** Baileynorwood
License: CC0

[i15] - 003_003_001_image_obst.jpeg
https://upload.wikimedia.org/wikipedia/commons/e/e0/Citrus_fruits.jpg
Date: 2005-01-15 **door:** MarkSweep
Kunstenaar: Scott Bauer, USDA **License:** Public domain

[i16] - 003_003_002_image_radfahren.jpeg
https://upload.wikimedia.org/wikipedia/commons/0/05/Military_cyclists_in_pace_line.jpg

Date:	Taken	**door:**	Pimlottc
Kunstenaar:	Airman Nathan Doza	**License:**	Public domain

[i17] - 004_002_002_image_selbstbild.jpeg
https://upload.wikimedia.org/wikipedia/commons/f/f0/Smoking_in_Iran_04.jpg

Date:	2020-05-28	**door:**	Mostafameraji
License:	CC0		

[i18] - 004_003_001_image_entspannungstechniken.jpeg
https://upload.wikimedia.org/wikipedia/commons/8/86/750x500px_photo_10.jpg

Date:	2022-09-23	**door:**	Resimi
Kunstenaar:	Unknown authorUnknown author	**License:**	CC0

[i19] - 004_003_002_image_suchterkrankungen.jpeg
https://upload.wikimedia.org/wikipedia/commons/5/55/Addiction_to_Medication.jpg

Date:	2014-03-02	**door:**	Tulsi
Kunstenaar:	guvo59	**License:**	CC0

[i20] - 005_002_002_image_atemtechniken.jpeg
https://upload.wikimedia.org/wikipedia/commons/9/94/USMC_Wounded_Warrior_Regiment_Warrior_Athlete_Reconditioning_Program_Swim_Camp_130717-M-DE387-077.jpg

Date:	Taken	**door:**	Fæ
Kunstenaar:	Capt. Ryan Powell	**License:**	Public domain

[i21] - 005_003_003_image_fitness.jpeg
https://upload.wikimedia.org/wikipedia/commons/d/db/Outdoor-Fitness_in_Berlin-Marzahn_%28Stangen_f%C3%BCr_Australian_Pull_Ups%29_an_der_Neue_Wuhle.jpg

Date:	2021-05-09	**door:**	Singlespeedfahrer
License:	CC0		

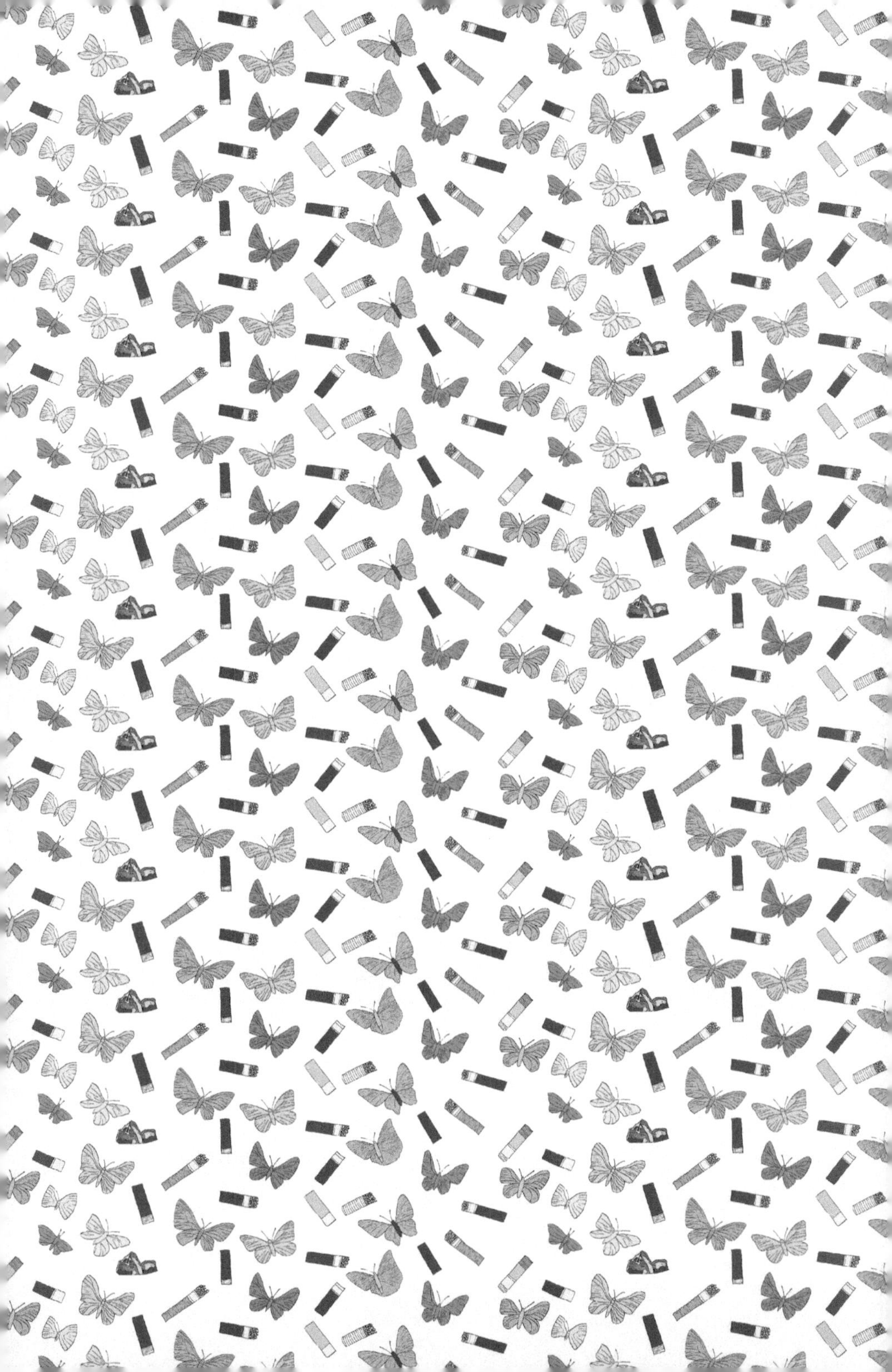

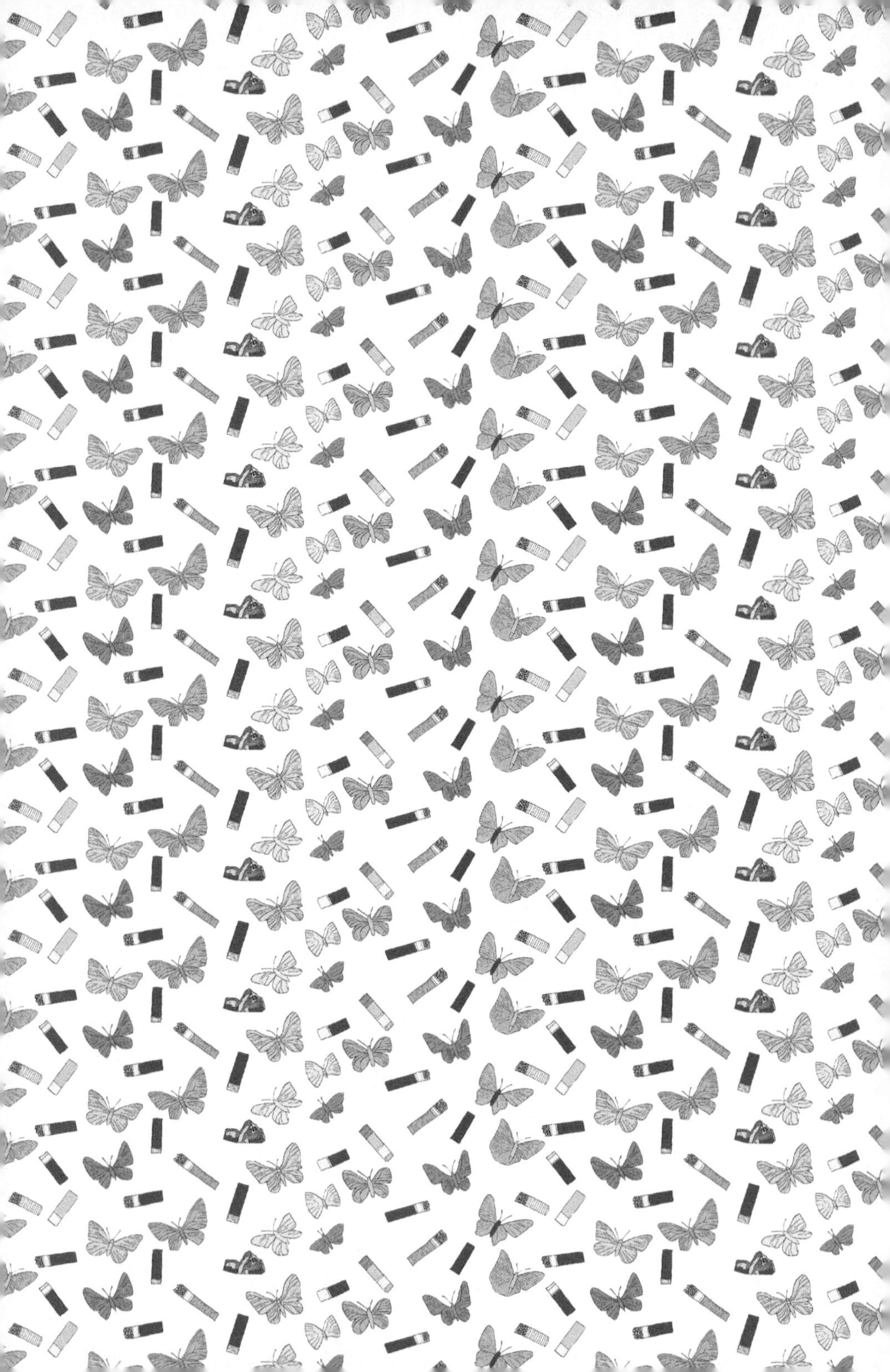

FSC
www.fsc.org
MIX
Papier | Fördert
gute Waldnutzung
FSC® C083411

Kolibri 360 GmbH
Ferdinand-Jühlke-Straße 7
99095 Erfurt, Deutschland
produktsicherheit@kolibri360.de